Patient Flow Management

そこが知りたい！
入退院支援まるわかりガイド

これからの医療のキーワード“PFM”

監修　武藤正樹　　編集　特定非営利活動法人　医療福祉連携士の会

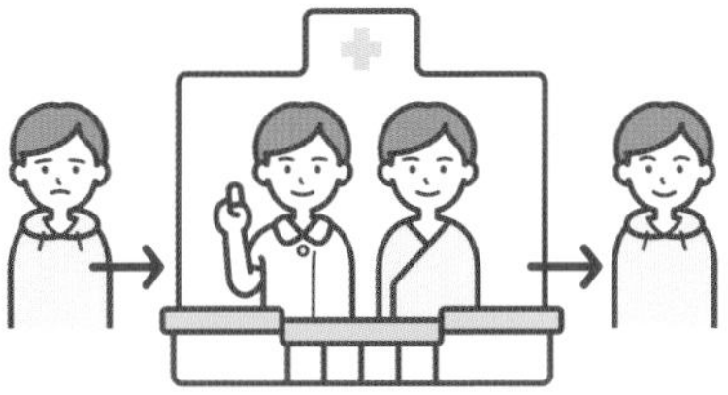

照林社

はじめに

風は思いのままに吹く。あなたはその音を聞くが、それがどこからきて、
どこへ行くかは知らない（ヨハネによる福音書3章8節）

聖書のこの句が好きだ。この句の“風”とは“聖霊”のことだ。しかし、この“風”を“患者さん”に置き換えると、患者さんがどこから来て、どこへ行くかは今のあなたは知らない。これはまさに本書のテーマの“ペイシェント・フロー・マネジメント（PFM）”を学ぶ前のあなたに他ならない。

さて、PFMは実は日本で始まったマネジメント手法である。もともとPFMは1997年、東海大学医学部付属病院の消化器外科医で病院管理学助教授だった田中豊氏が考案した考えだ。田中豊氏は、当時赤字続きの同病院で入院未収金対策や社会的入院患者対策を検討していた。その過程で田中氏らはこれらの患者の社会的・身体的・精神的リスクは入院前に把握できることに気づいた。そして、これらの問題に対して入院前から対策を講じる組織を設け、この組織にPFMと名付けた。その後、PFMの運営ノウハウを蓄積し、2006年に東海大学医学部付属病院が建て替えられて新病院となったときに、PFMを全病院的に展開した。これによって新病院は患者の入院数が増加し、平均在院日数が短縮し、大幅な経営黒字を達成する。これを契機にPFMが全国に展開する。

PFMのポイントは患者さんの課題を早期に把握し、その課題に着目し、入院中の患者さんをその流れに沿って追っていくマネジメント手法だ。従来の病院マネジメントではこのように個別の患者に着目し、そのフローに沿った組織横断的なマネジメントは行われていなかった。行われていたのは部署ごとに分断された情報収集と部署ごとの断片的な対応であった。このため患者情報や課題が組織共有されず、対応方針も一貫せず非効率なマネジメントとなっていた。

本書には全国の病院から集められたPFMの数多くの実践事例が掲載されている。それぞれの病院の特徴に基づいた、興味深いPFM事例ばかりだ。自院の実情や課題に照らして、これらの事例を参考にしてあなたの病院独自のPFMを組み立ててほしい。

これからは風の音に耳を澄まそう。患者さんの声に耳を傾けよう。そして患者さんがどこから来て、どこへ行くのかを追っていこう。

2024年2月

武藤正樹

「医療福祉連携士」を目指してみませんか？

「医療福祉連携士」（英語表記 Community Healthcare Coordinator®）は、日本医療マネジメント学会の認定資格です。本会は、医療福祉連携士と医療福祉連携講習会受講者を中心に運営する団体です。

日本医療マネジメント学会が主催で、2010年度から、年１回「医療福祉連携講習会」を開催しております。地域の医療及び福祉の円滑な連携の推進に寄与し、質的な向上を図ることによって、限られた医療及び福祉機能の効率化を図り、国民の医療及び福祉に資することを目的として医療福祉分野の連携・調整のエキスパートを養成しています。講習会を修了後、日本医療マネジメント学会の認定試験に合格し、登録された方が「医療福祉連携士」になります。医療・福祉・介護の３つの心を理解し、地域をつなげ、患者・家族とスタッフを支えることにつとめていきたいと考えます。

医療福祉連携士の会は、地域の医療及び福祉の切れ目のない連携を図ることにより、医療及び福祉機能の効率化を推進し、国民の医療及び福祉に資すること及び地域の円滑な連携、質的な向上に貢献し、関係者の情報交換の場を提供することにより、さらなる連携の均てん化と、連携の充実を図ることに寄与することを目的として設立されました。

医療福祉連携講習会を受講され、医療・介護・福祉の知識を習得し、院内外や地域内外の医療・介護・福祉の連携のエキスパートを目指しませんか。

心よりお待ちしております。ありがとうございます。

令和6年春

医療福祉連携士　**中村起也**

謝辞

医療福祉連携士の会では、「入退院支援センター」をテーマに研修会を度々開催して参りました。今般の出版に際して、エキスパートナース・元編集長　森紀子様はきっと虹の橋の向こうからエールを送ってくださっておられることでしょう。貴方との出会いに感謝します。

梅の香の早春にて

医療福祉連携士　**下村裕見子**

CONTENTS

装丁：大下賢一郎
本文イラスト：武曽宏幸
本文DTP：明昌堂

執筆一覧（敬称略）

●監修　**武藤正樹**　社会福祉法人日本医療伝道会衣笠病院グループ理事
よこすか地域包括ケア推進センター長

●編集　**特定非営利活動法人 医療福祉連携士の会**

●執筆者

神野正隆　社会医療法人財団董仙会 恵寿総合病院 理事長補佐

西澤延宏　JA長野厚生連 佐久総合病院 顧問 外科医長

牧野憲一　旭川赤十字病院 院長

●執筆病院（執筆者）

川崎市立多摩病院　石岡昭代、井上ふみ子※

藤枝市立総合病院　佐野夕子、山本和枝、小田巻文香、中山　瞳、石神直之※、達家好美

山梨県立中央病院　本田理恵、佐野和子※

福島県立医科大学附属病院　岩﨑美穂

佐久総合病院 佐久医療センター　山口みき子

姫路赤十字病院　太田加代

KKR高松病院　岡本健志※

順天堂大学医学部附属順天堂医院　宮本千恵美※

聖路加国際病院　松本明子※

公益財団法人操風会 岡山旭東病院　赤刎　愛、片岡志麻、細谷佐也加※

医療法人八女発心会 姫野病院　藤吉絵理子※

一陽会 原田病院　飯村久仁子※

※医療福祉連携士の会 会員

Part

1

総 論

Part 1 総論

PFMの概念と診療報酬の変遷

武藤正樹

POINT

- PFMは、「予定入院患者の情報を入院前に把握し、問題解決に早期に着手すると同時に、病床の管理を合理的に行うことなどを目的とする病院マネジメント、あるいはその組織（入退院センター、患者支援センターと呼称）」を意味する。
- 入退院支援加算、入院時支援加算の概念は、PFM、クリティカルパス、地域連携クリティカルパス、退院調整の考え方の流れが合流して作られた。
- 2024年度診療報酬改定で、入退院支援加算、入院時支援加算が以下のように見直された。「連携機関数の種別内訳とその数の明示」「精神科入退院支援加算の新設」「入退院支援加算1の要件追加」「慢性心不全の疾病管理」など。

ペイシェント・フロー・マネジメント（Patient Flow Management：PFM）の概念と2018年に導入された入退院支援の診療報酬の変遷の歴史を見ていこう。入退院支援を評価する入退院支援加算・入院時支援加算はPFMやクリティカルパス、退院調整の概念をもとに構築されている。こうした背景を理解しながら、2024年度診療報酬改定における入退院支援の動向についても見ていきたい。

ペイシェント・フロー・マネジメントの概念と変遷

まず、2018年度診療報酬改定で導入された「入退院支援加算」「入院時支援加算」のもととなった、PFMの考え方を振り返ってみよう。PFMとは「予定入院患者の情報を入院前に把握し、問題解決に早期に着手すると同時に、病床の管理を合理的に行うことなどを目的とする病院マネジメント、あるいはその組織」を意味する。このPFMの組織は、入退院センター、患者支援センターとも呼ばれている。

PFMの考え方は、日本では1997年、東海大学医学部付属病院から始まった。東海大学医学部付属病院の消化器外科の医師で病院管理学の助教授・田中豊氏は1997年からPFMを始めている。田中氏は、当時、同院で入院未収金対策や社会的入院患者対策を検討していた。田中氏らは、これらの患者の社会的・身体的・

精神的リスクは入院前に把握できることに気づいた。そして、これらの問題に対して入院前から対策を講じる組織を設けることとして、この組織をPFMと名づけた。その後、PFMの運営ノウハウ等を蓄積し、2006年に東海大学医学部付属病院が建て替えられて新病院となったときに、PFMを全病院的に展開することとした。

2006年に東海大学医学部付属病院が設定したPFMは、①外来初診患者の受診科振り分け、②PFM看護師のサポートによる医療連携の充実、③予定入院患者入院申込み時のPFM看護師による患者情報収集と各種リスクのアセスメント、必要に応じた医療ソーシャルワーカーなどの介入、④病床管理（ベッドコントロール）が主な役割であった。

PFMが始まる前の病院における患者の流れ（ペイシェント・フロー）には、外来、入院前、入院時、入院中、退院時のそれぞれのフェースで別々の組織や人員がかかわっていた。これでは情報収集とその共有にも時間がかかり、情報の漏れや重複収集など効率性にも問題があった。また、プロセスが分断されているため、それぞれの意思決定も分断されて、円滑で統一的な患者フローのマネジメントを行うことが困難であった。これをPFMセンターは図1のように横断的に一括して情報を収集し管理することで、意思決定も早まり、患者のフローが加速化され、在院日数や病床利用率が向上することになったのである。

新病院となった東海大学医学部付属病院は、PFMの成功もあって大幅な黒字化を達成することができた。こうしたPFMの考え方は2010年ごろから全国に広まり始めた。診療報酬上でも、2018年から、この考え方をもとにした「入退院支援加算」「入院時支援加算」が取り入れられるようになった。

	紹介予約	入院前 スクリーニング	病床管理	後方連携
業務	患者受付 科別振り分け	入院前 患者情報収集	ベッドコントロール	退院調整
部署	地域連携室 （事務）	病棟（看護師） 地域連携室（MSW）	看護部	患者サポートセンター （看護師・MSW）
	PFMセンターが横断管理！			
課題	業務は漏れなく・ダブりなく・滞りなく遂行 またKPIも一元管理			

図1　PFMの流れ

クリティカルパスと退院調整

1 入院治療計画書の策定から始まった

それでは、クリティカルパスの視点からみた入退院支援の歴史を振り返ってみよう。その最初は1996年の入院治療計画書の策定から始まる。これが、2000年より詳細な入院診療計画であるクリティカルパス様式の評価となり、急性期入院加算などの加算要件となったといえる。

筆者が米国でクリティカルパスに初めて出会ったのが、1995年シカゴの病院であった。当時の米国ではクリティカルパスは「ケアパス」と呼ばれ、現在の日本で用いているクリティカルパスのような表形式で、そこには退院計画も記載できる様式であった（図2）。その合言葉は「退院計画は入院第1日から始まる」であった。米国でのケアパスに出会って帰国した筆者は、1998年に、現在の日本医療マネジメント学会の前身のクリティカルパス研究会を、当時NTT東日本関東病院の新任の看護部長だった坂本すが氏と立ち上げた。こうした経緯から2000年ごろからまず急性期病院で院内のクリティカルパスが普及し始めた。

セントラル・デュページ病院（米国イリノイ州）の頸椎手術クリティカルパス（1995年）

問題／ニード	手術日	術後第1日	術後第2日	アウトカム
疼痛	4時間ごとに疼痛評価 → 鎮痛薬投与 → 弛緩薬投与 →	→ → →	→ → →	疼痛緩和 不眠解消
運動	2～3時間ごとに体位変換 移動介助	自力による体位変換		自立歩行
内服薬に関する知識 創傷処置 行動制限 ソフト頸椎カラー	患者教育 ①体位変換 ②後屈 ③鎮痛薬 ④食事 ⑤身体状況 ⑥ソフト頸椎カラー	補強 → 補強 → 補強 → 補強 → 補強 → 創傷処置 →	→ → → → → →	患者、家族が手術の処置、薬剤、身体の状況、行動制限についての理解
輸液	末梢静脈輸液 8時間ごとの水分出納チェック 4時間ごとのバイタルチェック	生食ロック 包帯交換 バイタルチェック		バイタルサインが正常範囲
退院計画		家庭環境評価 退院支援評価 退院指示計画作成 退院指示書作成	退院準備	自宅へ退院

図2　米国での初期の頃のクリティカルパス

② 地域連携クリティカルパスへの進化

次の段階では、クリティカルパスは、急性期病院と回復期病院とが一気通貫で使う地域連携クリティカルパスへと進化する。地域連携クリティカルパスの第1号は、旧国立熊本病院の整形外科・野村一俊先生が2003年に作成した急性期病院と回復期病院を結ぶ「大腿骨近位部骨折」のクリティカルパスであった。この地域連携クリティカルパスを実際に使用したところ、患者の転院不安の解消から円滑な転院に結びつき、急性期病院も回復期病院もその在院日数の短縮が認められた。その結果、大腿骨頸部骨折の地域連携クリティカルパスが2006年からは診療報酬上で評価されるようになった。そして、2008年度診療報酬改定からは、脳卒中の地域連携パスが「地域連携診療計画管理料」として評価されるようになった。まさにクリティカルパスを通じた退院支援と病院間連携の始まりである。

③ 退院調整に関する変遷

一方、退院調整に関しては、2002年ごろからの京都大学医学部附属病院地域ネットワーク医療部の看護師の宇都宮宏子氏の功績が大きいといえよう。宇都宮氏は、退院支援や退院調整は以下の3ステップからなると述べている。

ステップ1は外来の時点から入院後3日以内に退院支援が必要になる患者の把握、ステップ2は入院3日目から退院までに受容支援・地域支援と暮らしの場に戻るためのチームアプローチ、ステップ3は在宅支援チームとの共同によるサービス調整、である。

2008年度からは「退院支援加算」が診療報酬に導入されるようになった。そして2010年、ケアマネジャーとの連携を評価する「介護支援連携指導料」、「急性期病棟の退院調整加算」、「慢性期病棟等の退院調整加算」が始まり、2012年には「退院調整加算Ⅰ・2」、「新生児退院調整加算Ⅰ・2」が始まる。

退院調整のエポックとなるのは2016年である。2016年度診療報酬改定で、従来の「退院調整加算」を廃止し、「退院支援加算1・2・3」の3段階に再編した。そのうえで、ケアマネジャーとの連携に対する「介護支援連携指導料」が引き上げられ、退院直後の重症患者宅を訪問し療養指導を実施すれば「退院後訪問指導料」を算定できるようになった。また、地域連携クリティカルパスに沿って退院させた場合に「地域連携診療計画加算」が設けられた（図3）。

④ 入退院支援加算へと名称変更

2018年度診療報酬改定で、これまでの退院支援加算は「入退院支援加算」と名称が変わり、外来において入院予定患者の情報収集を評価する「入院時支援料」も加わることになった。このように、入退院支援加算はPFMの考え方やクリティカルパスの考え方、退院調整の考え方などが合流してできあがったものといえる。

【入院治療計画の策定】

平成 8 年：入院治療計画加算（入院時医学管理料）

・総合的な入院治療計画の策定に対する評価（現在、入院基本料の算定要件）

平成 12 年：急性期病院加算、急性期特定病院加算として「詳細な入院診療計画」を評価

平成 14 年：急性期入院加算、急性期特定入院加算（改）

・詳細な入院診療計画に加え、退院指導計画を作成し、退院後の療養上の留意点に関する説明や指導を実施

【医療機関の連携の推進】

平成 18 年：地域連携診療計画管理料、地域連携診療計画退院時指導料

・対象疾患；大腿骨頸部骨折

平成 20 年：地域連携診療計画管理料等の対象疾患に脳卒中が追加

【退院支援計画の策定と退院時の情報共有の推進】

平成 20 年：退院調整加算、総合評価加算

平成 22 年：介護支援連携指導料

急性期病棟等退院調整加算

慢性期病棟等退院調整加算

新生児退院調整加算

平成 24 年：退院調整加算 1・2

新生児退院調整加算 1・2

地域連携計画加算

【早期からの退院支援と関係医療機関との平時からの連携の推進】

平成 28 年：退院支援加算 1・2・3、地域連携診療計画加算

・入院早期からの取り組みを実施

・連携する医療機関等と日頃からの関係づくり

図 3　**退院支援に係る診療報酬の変遷**

厚生労働省：中央社会保険医療協議会 総会（第 376 回），2017 年 12 月 6 日，入院医療（その 8）について．中医協 総－ 5 29.12.6. より引用

2024 年度改定と入退院支援加算

1 入退院支援加算の概要

入退院支援のイメージを図 4 に示した。まず、「入院時支援加算」により外来の段階から情報を収集し、各種アセスメントを行い、病棟に情報を伝える。病棟では「入退院支援加算」により原則入院から 3 日以内に退院困難な要因を有する患者を抽出し、介入を行ったうえで退院前多職種カンファレンスにおいて退院調整や地域の医療介護関係者との連携を行う。こうした入退院支援加算や入院時支援加算は、患者の流れに沿った PFM の考え方が基盤になっている。

そのポイントは、退院困難な患者を入院後 3 日以内に抽出し、7 日以内に患者と家族面談や多職種によるカンファレンスを実施し、早期からの退院支援を行うことである。要件としては、入退院支援および地域連携業務に十分な経験を有する専従の看護師または社会福祉士を 2 病棟に 1 名以上配置すること、医療機関との顔の見える連携の構築を 25 か所以上の職員と定期的に年 3 回以上実施すること、などが挙げられている。

入退院支援加算は職員配置要件や対象患者により、「入退院支援加算 1」「入退

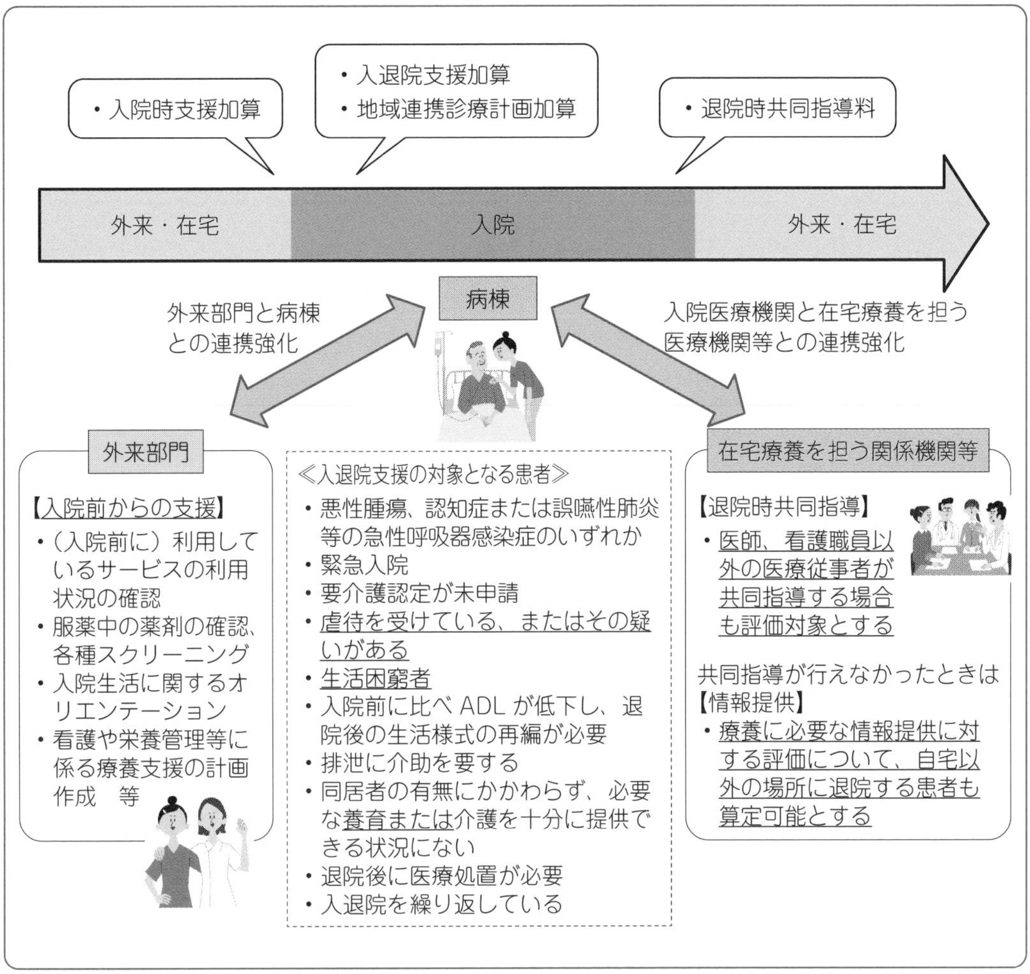

図 4　入退院支援のイメージ
厚生労働省保険局医療課：平成 30 年度診療報酬改定の概要．より引用

院支援加算 2」「入退院支援加算 3」に分けられている。職員配置基準が厳しいのが「加算 1」、それより基準が緩和されているのが「加算 2」、小児を対象としているのが「加算 3」である。なお、2022 年度改定では、入退院支援において医療機関との顔の見える連携の構築をそれまでの 20 か所以上から 25 か所以上と連携施設数の増加が行われた。また、地域包括ケア病棟を有する医療機関において入退院支援加算の導入が義務づけられた。さらに、入退院支援可算の対象患者要件に、ヤングケアラーによる介護患者も加えられた。

2 入退院支援加算の取得状況

では、2022 年度診療報酬改定の影響調査を見ていこう。入退院支援加算 1 の取得状況を見ると、急性期一般入院料 1 では 87%、特定機能病院入院基本料では 74%、専門病院入院基本料では 50%と、急性期一般入院料 1（旧 7 対 1）病院、大学附属病院、専門病院でその取得率が高かった。逆に、地域一般入院料では6%、療養病棟入院料では21%、障害者施設等入院基本料では20%と低い（図5）。なお、小児に特化した入退院加算3を取得しているのは特定機能病院入院基本料で44%を占めていた。

また、入退院支援加算の対象者における「退院困難な要因」については、いずれの病棟においても、「緊急入院であること」、「入院前に比べてADLが低下し、退位後の生活様式の再編が必要であること」が挙げられた（図6）。

こうした退院困難な要因、特にADL低下による生活様式の再編については、2024年度の医療・介護同時改定による医療介護連携のテーマである。6年に1回の同時改定は、医療機関と介護施設の連携を図るチャンスでもある。こうした点

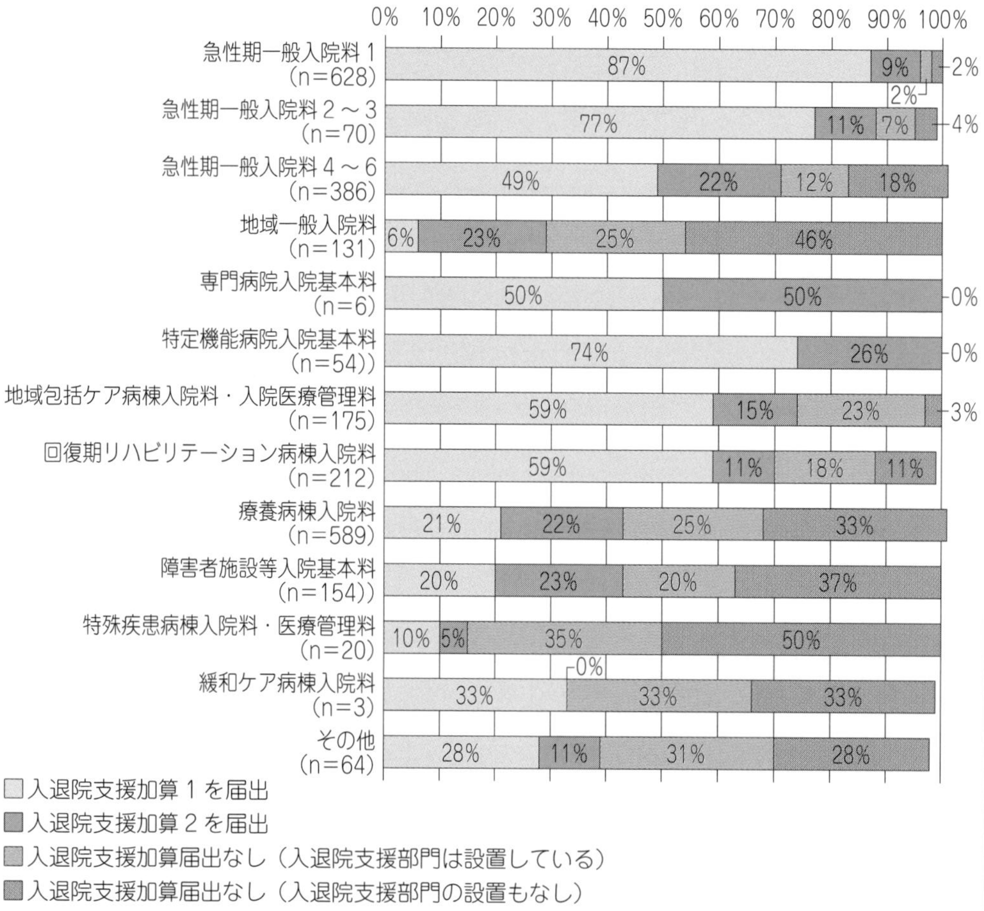

出典：令和4年度入院・外来医療等における実態調査（施設票）

図5　入退院支援加算1・2の届出状況

厚生労働省 入院・外来医療等の調査・評価分科会 2023年6月8日

を踏まえて、今回の2024年度改定では、退院時におけるかかりつけ医やケアマネジャーとの連携に配慮することになった。

3 退院時の情報提供様式の見直し

患者が急性期病院から退院するときには、入院前から比べてADLが低下していることが多い。このため、どのような機能がどの程度低下しているかを医療機関で評価し、退院後を見据えて退院後の支援につなげることが必要である。そこで、かかりつけ医やケアマネジャーに向けて、退院後のサービス導入や変更等に必要な情報を提供することが重要となる。そのため、退院時の情報提供様式の見直しを図ることとなった。具体的には退院後サービスの必要性、介護サービスを利用する上での留意点や介護方法等の情報の項目を追加して、より詳細な項目を追加することになった（図7）。

こうした情報提供の様式見直しについては、中医協では診療側・支払側ともに様式見直し方向に賛同している。ただ、診療側の長島公之委員（日本医師会常任理事）は、「(様式見直しによって）現場負担が増えないよう、他様式との項目の

入退院支援加算の対象者における「退院困難な要因」は入院料別に構成割合が異なり、急性期一般入院料では「緊急入院であること」の割合が高く、回復期リハビリテーション病棟や地域包括ケア病棟では「入院前に比べADLが低下し、退院後の生活様式の再編が必要であること（必要と推測されること）」の割合が高かった

	急性期一般入院料1 (n=356)	急性期一般入院料2～3 (n=46)	急性期一般入院料4～6 (n=170)	地域包括ケア病棟入院料・入院医療管理料 (n=82)	回復期リハビリテーション病棟入院料 (n=94)
①悪性腫瘍、認知症または誤嚥性肺炎等の急性呼吸器感染症のいずれかであること	15.1%	13.4%	14.5%	8.8%	5.5%
②緊急入院であること	31.5%	27.0%	20.1%	16.5%	12.1%
③要介護状態であるとの疑いがあるが要介護認定が未申請であること	4.8%	5.1%	5.2%	5.1%	5.4%
④家族または同居者から虐待を受けているまたはその疑いがあること	0.1%	0.1%	0.1%	0.2%	0.1%
⑤生活困窮者であること	0.8%	1.1%	0.9%	1.8%	0.5%
⑥入院前に比べADLが低下し、退院後の生活様式の再編が必要であること（必要と推測されること）	24.7%	25.0%	31.6%	40.7%	51.3%
⑦排泄に介助を要すること	5.0%	6.9%	5.3%	5.8%	6.4%
⑧同居者の有無にかかわらず、必要な養育または介護を十分に提供できる状況にないこと	4.9%	7.2%	7.6%	8.0%	6.9%
⑨退院後に医療処置（胃瘻等の経管栄養法を含む）が必要なこと	4.2%	4.3%	4.7%	4.5%	3.7%
⑩入退院を繰り返していること	2.9%	3.8%	4.9%	4.7%	3.4%
⑪入院治療を行っても長期的な低栄養状態となることが見込まれること	0.4%	0.8%	1.1%	1.2%	0.3%
⑫家族に対する介護や介護等を日常的に行っている児童等であること	0.0%	0.0%	0.0%	0.1%	0.0%
⑬児童等の家族から、介助や介護等を日常的に受けていること	0.1%	0.0%	0.0%	0.0%	0.0%
⑭その他患者の状況から判断して①から⑬までに準ずると認められる場合	5.4%	5.2%	4.2%	2.5%	4.4%

出典：令和4年度入院・外来医療等における実態調査（施設票）

図6　入院料別の入退院支援加算の対象者における「退院困難な要因」

厚生労働省 入院医療等の調査・評価分科会資料 2021年8月6日

医療・介護連携の推進に向けた情報提供のあり方にかかる調査研究事業

（令和5年度老人保健健康増進等事業（実施主体：NTT Data 経営研究所））

1．事業概要

今後、高齢化が一層進展し、医療と介護双方のニーズを有する高齢者が増加する中で、それぞれの高齢者が“ときどき入院、ほぼ在宅・施設”のどの場面においても、住み慣れた地域で自分らしい暮らしを最期まで続けることができるよう、医療においてはより「生活」に配慮した質が高い医療を、介護においてはより「医療」の視点を含めたケアマネジメントが求められている。

このような医療・ケアの実現に向け、医療・介護の関係者、関係機関間の情報提供や共有、相互の理解といった連携を更に推進する必要があり、「令和6年度の同時報酬改定に向けた意見交換会」でも指摘がされたところ。

そのため、本事業では、将来的な全国医療情報プラットフォームの整備等も見据え、医療機関・介護事業所間で情報提供を行う際に用いる様式について、それぞれの情報提供項目・様式について、関係団体や専門家等の意見を踏まえ、必要な項目等の検討を行う。

2．事業の進め方

①委員会において、様式案を作成

②複数の医療機関・施設等で、様式案を用いたプレ調査を実施

調査対象：様式を活用して情報連携を行う当事者（特定機能病院1、地域医療支援病院1、在宅療養支援病院1、一般病院1、介護事業所5）、
医療介護連携に対して先進的な取組を行う自治体・医師会等（規模別に自治体5、医師会等4、在宅医療に携わる医師3）

③プレ調査の結果を踏まえて委員会で改めて必要な項目・様式について検討

■退院時における居宅介護支援事業所等向けの「診療情報提供書」に関する見直し（案）

現在の様式の項目

1. 患者の症状、経過等
（1）診断名及び発症年月日
（2）生活機能低下の直接の原因となっている傷病又は特定疾病の経過及び服薬内容を含む治療内容
（3）日常生活の自立度等について／（4）診療形態

2. 介護サービスを利用する上での留意点、介護方法等
（1）現在あるかまたは今後発生の可能性の高い生活機能の低下とその対処方針
（2）サービス利用による生活機能の維持・改善の見通し
（3）サービスの必要性
（4）サービス提供時における医学的観点からの留意事項

3. 患者の日常生活上の留意事項・社会生活面の課題と地域社会において必要な支援等
（1）利用者の日常生活上の留意事項
（2）社会生活面の課題と地域社会において必要な支援／(3)特記事項

見直し案の項目

※調査研究事業の中で検討中であり、今後変更の可能性あり

1. 患者の症状、経過等
（1）診断名及び発症年月日
（2）生活機能低下の直接の原因となっている傷病又は特定疾病の治療内容
（3）病状等の説明内容と理解・希望
（4）日常生活の自立度等について／（5）口腔・栄養に関する情報
（6）服薬に関する情報／（7）療養上の工夫点／（8）入院期間

2. 退院後のサービスの必要性

3. 介護サービスを利用する上での留意点、介護方法等
（1）ADLに関する入院中の変化／（2）自助具の使用
（3）現在あるかまたは今後発生の可能性が高い生活機能の低下とその対処方針
（4）留意が必要な事項とその対処方針

4. 患者の日常生活上の留意事項・社会生活面の課題と地域社会において必要な支援等
（1）利用者の日常生活上の留意事項
（2）社会生活面の課題と地域社会において必要な支援／（3）特記事項

5. 人生の最終段階における医療・ケアに関する情報

図7　入退院に伴う医療機関と介護支援専門員等との情報提供の様式見直し
厚生労働省 中医協総会 資料2023年12月15日

重複を避けるなど項目設定の工夫を行ってほしい」と述べている。また、診療側の池端幸彦委員は「『標準様式以外は認めない』といった画一的な運用は避けるべき」といった注文をつけている。

4 入退院支援における連携施設数

2022年度改定では、入退院支援において医療機関との顔の見える連携を構築するために、25か所以上の連携施設数を有することが要件となった。この連携施設数の実態をみると、急性期一般病棟では連携施設数の中央値は34か所で、そのうち介護保険事業所は20か所である。地域包括ケア病棟を有する病院の連携施設数の中央値は31か所で、そのうち介護保険事業所は20か所、回復期リハビリテーション病棟を有する病院では連携機関数は32か所で、そのうち介護保険事業所は22か所であった。一方、いずれの病院でも他の病院や診療所との連携件数は低く、1桁台であることがわかった。

このため厚労省側は、中医協で入退院支援加算の要件「連携機関数25以上」をより詳細に、「医療施設数○施設、介護施設数○施設というように規定しては

どうか？」と投げかけた。また、現状では少ない「病院・診療所との連携を強化してはどうか？」とも問いかけた。

これに対して中医協の診療側の長島委員は「急性期病棟から他医療機関への転院調整が必要なケースは1割程度であり、一律に『○か所以上の連携医療機関確保』を要件化・義務化すべきかについては慎重に検討すべき」と述べた。また「医療機関間連携の方向性は理解できるが、その際、『連携先施設を25以上確保する』基準に上乗せで、例えば『3か所以上の医療機関連携を求め、総数を28施設以上とする』などはすべきではない」とも述べている。また、太田圭洋委員は「(医療資源の乏しい）地域によっては連携施設確保が非常に困難である」とも指摘している。

こうした議論から、中医協答申では以下のように連携機関数の種別内訳を示すことになった。

具体的には、「急性一般入院基本料」、「特定機能病院入院基本料」、または「専門病院基本料」を算定する医療機関の場合、「連携機関の数のうち1以上は保険医療機関であること」とされた。また、「地域包括ケア病棟入院料」を算定する病棟、または病室を有する医療機関の場合は、「連携機関の数のうち5以上は介護保険法に定める居宅サービス事業者、地域密着型サービス事業者、居宅介護支援事業者もしくは施設サービス事業者、または障害者に対する指定特定相談支援事業者もしくは児童福祉法に基づく指定障害児相談支援事業者であること」が明記された。

5 精神科入退院支援加算の新設

これまで精神科病床に入院する患者に対する入退院支援加算の設定は行われていなかった。今回、精神科病床に入院する患者に対して、入院早期から包括的支援マネジメントに基づく入退院支援を行った場合の「精神科入退院支援加算」が新設された。新設された精神科入退院支援加算は1,000点（退院時1回）である。

さて、我が国の精神科病床数は約30万床で、先進各国の中でも人口当たりの精神科病床数は世界一である。日本だけで世界全体の精神科病床数の2割を占めているといわれるほどの精神科病床大国である。その在院日数も270日と、先進各国の20日以下に比べて極端に長い。

しかし、歴史を振り返れば、実は1960年代ごろは今とは逆で、先進各国の人口当たりの精神科病床数は日本の3～4倍もあった。そのため、先進各国では1970年代から90年代にかけて精神科病床数を急速に絞り込み、患者の地域移行を促すという精神科病床改革を行った。我が国はそうした世界のトレンドとは逆に、1960年ごろから精神科病床数を急増させている。この背景には1964年の米国の駐日大使ライシャワー氏が統合失調症の患者に刺された事件などがあった。

この事件により「精神科疾患患者を野放しにするな」という声が高まり、精神科病床の増加につながった。

我が国の精神科病床が先進各国と異なるのは、欧米先進国では精神科病床は主に公立病院が担っているのに対して、我が国では、民間主体の精神科病床運営が多いためである。1970年から90年代にかけて、欧米の精神科病床改革が国の政策として実施できたのは、欧米では公立の精神病院が多く、政府の方針が徹底したためである。しかし我が国では民間の精神病院が多数を占めることもあり、今日まで精神科病床改革が進んでいない。とはいえ、2002年に34.5万人いた精神科入院患者は、15年後の2017年には30.2万人と徐々に減少している。この減少の背景は「慢性期入院患者の地域移行」や「精神科疾患患者の地域での受け入れ」の取り組みなどの施策が進みつつあるからである。

こうした流れのなか、2024年度診療報酬改定で、精神科入院に対して初めて「精神科入退院支援加算」が新設された。その要件は、退院困難な要因を有する精神科入院患者であって、在宅での療養を希望する者に対して入退院支援を行った場合、また連携する他の保険医療機関において精神科入退院支援加算を算定した患者を受け入れ、その患者に入退院支援加算を行った場合である。

同加算の具体的な施設基準としては、①入退院支援および地域連携業務を担う部門が設置されていること、②入退院支援および地域連携に係る業務に関する十分な経験を有する専従の看護師または専従の精神保健福祉士が配置されていること、である。

精神科入退院支援加算の設定により、精神科患者のよりいっそうの地域移行を目指したいものである。

6 入院前からの支援の強化

それでは、「入院時支援加算」について見ていこう。入院時支援加算は“PFM”での外来における情報収集業務を評価したもので、「入退院支援加算」の“加算”として設定されている。入院時支援加算は、外来において入院予定患者に対して、以下の8つの項目を評価する加算である。①から⑧のすべての項目を行う場合に「加算1」、一部を行う場合には「加算2」と評価される（図8）。

①身体的・社会的・精神的状況を含めた患者情報の把握
②入院前に利用していた介護サービス・福祉サービスの把握
③褥瘡に関する危険因子の評価
④栄養状態の評価
⑤服薬中の薬剤の確認
⑥退院困難な要因の有無の評価

⑦入院中に行われる治療・検査の説明
⑧入院生活の説明を行うこと

先の中医協においては、支払い側の松本委員が、「褥瘡リスクの評価、栄養評価の重要性に鑑みれば、加算を一本化することを検討してはどうか」という意見を述べた。つまり、褥瘡リスクの評価や栄養評価は、「加算2」では必須となっていないために、図8を見ると、実施状況が若干低めであり、この点を改善するために「すべての項目実施が要件となる加算1への一本化」を提案したというわけである。そもそも「加算1」は、2020年度診療報酬改定でより強力な支援を目指してすべての項目実施を要件として新設された経緯がある。これを踏まえれば、「加算1への統合」案には一定の合理性がありそうである。

一方、診療側の長島委員は「入院時支援加算を取得していない医療機関もあるなかでは、底上げを重視すべきではないか。このためには、加算を一本化はせず、すなわち加算1・2を維持した上で、加算1へ誘導するために加算1の点数の引き上げを行うことも考えられる」と述べた。

入院時支援加算を算定した患者における入院前に実施した事項について、必須項目以外では、「退院困難な要因の有無の評価」の実施率は高いが、「褥瘡に関する危険因子の評価」、「栄養状態の評価」の実施率は低い。

■入院時支援加算を算定した患者について、入院前に実施した事項（令和4年8月～10月の3か月間）

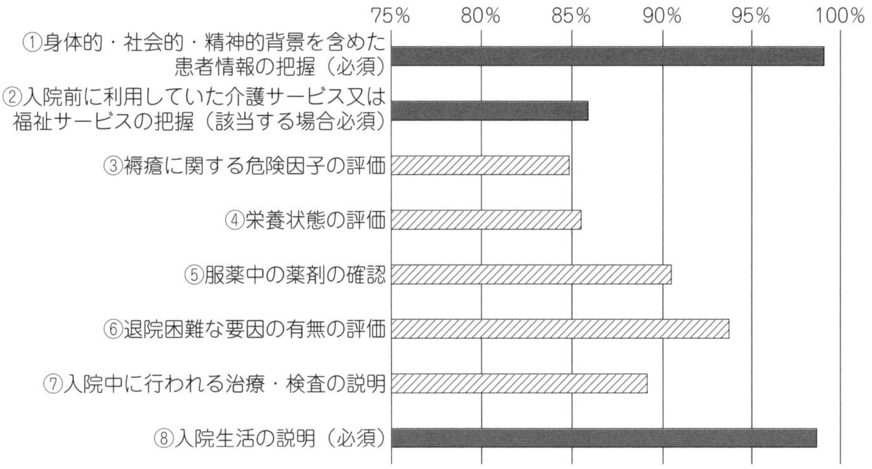

入院前に①から⑧まで全て実施した場合は、入院時支援**加算1**
患者の病態等により①、②及び⑧を含む一部項目を実施した場合は、入退院支援**加算2**

出典：令和4年度入院・外来医療等における実態調査（施設票）

図8　入院時支援加算を算定した患者における入院前に実施した事項
厚生労働省 中医協総会 資料2023年12月15日

結局、答申では、加算１への一本化は見送られ、加算１に以下の要件を追加することで増点を行うこととなった。

「入院前に患者およびその家族等ならびに当該患者の在宅での生活を支援する障害福祉サービス事業者等と事前に入院中の支援に必要な調整を行った場合」に、「入院事前調整加算」として、200点をさらに入院時支援加算１に加算することとなったのである。

7 退院後の継続支援

さて、退院後の在宅における疾病管理が不備であるため再入院するケースはよく見受けられる。特に「慢性心不全患者」の再入院例が増えている。その背景には、そもそも高齢化とともに慢性心不全そのものが増えていることがある。慢性心不全の患者数は毎年１万人ずつ増加しており、2030年には130万人に達すると推計されている。まさに、心不全の大流行、すなわち「心不全パンデミック」時代がやって来ることが予想される。

慢性心不全患者の問題点は、塩分や水分制限の不徹底、感染症、治療薬の中断、過労や不整脈等により心不全が急性増悪して何度も入退院を繰り返すことである。なかには最大27回も入退院を繰り返した心不全患者もいるほどだ。こうした慢性心不全をコントロールして再入院に至らせないような退院後の継続支援が大切である。

慢性心不全に対する疾病管理の推奨とエビデンスレベルを見ると、エビデンスレベルが最も高いＡに相当するのは、「多職種によるチームアプローチ」「退院支援と継続的フォローアップ」「心不全増悪の高リスク患者への教育支援と社会資源活用」「感染症予防のためインフルエンザワクチン接種」などである。

このうち慢性心不全患者に対する退院直後の療養支援の効果を見た例では、日本看護協会の「慢性心不全患者に対する外来看護師による対面および電話による療養支援の効果に関する研究」（2022〜2023年度）によると、「慢性心不全患者に対してガイドラインに基づいて退院直後に集中的な対面および電話による療養支援を外来看護師が行ったところ、心不全患者のセルフケア行動が維持され、再入院率が減少した」とされている。

こうした点を踏まえて、2024年度診療報酬改定では、慢性心不全患者に対する退院直後の支援の強化の観点から、在宅療養指導料の対象患者を見直すこととなった。対象患者として、「退院後１月以内の外来あるいは在宅の慢性心不全患者」としたのである（図９）。

そして、当該療養上の指導を行う保健師、助産師または看護師は、在宅療養支援向上のための適切な研修を修了していることが望ましいとされている。

図９　在宅療養指導料の対象患者となった在宅慢性心不全患者

【在宅療養指導料】
［算定要件］
次のいずれかの患者に対して指導を行った場合に、初回の指導を行った月にあっては月２回に限り、その他の月にあっては月１回に限り算定する。
ア 在宅療養指導管理料を算定している患者
イ 入院中の患者以外の患者であって、器具（人工肛門、人工膀胱、気管カニューレ、留置カテーテル、ドレーン等）を装着しており、その管理に配慮を要する患者
ウ 退院後１月以内の患者であって、過去１年以内に心不全による入院が、当該退院に係る直近の入院を除き、１回以上ある慢性心不全の患者（治療抵抗性心不全の患者を除く。）

＊

2024 年診療報酬改定における入退院支援について見てきた。冒頭にも述べたように入退院支援の基本は、PFM の考え方にある。PFM では入院前から患者情報を取得し、その情報を病棟に伝え、退院支援に困難を抱える患者にフォーカスし、入院の全過程において患者フローを追跡し、退院後においても継続診療を行っていくという一連の情報マネジメント技法である。PFM の活用によって平均在院日数の短縮化が得られ、より多くの患者を効率的に受け入れることで病床利用率も上がり、病院の経営に大きく貢献することになる。こうした PFM マネジメントの視点で入退院支援をとらえなおしてもらえば幸いである。

参考文献

1. 厚生労働省 中医協総会資料　2023 年 12 月 15 日
2. 厚生労働省 中医協入院・外来医療等の調査・評価分科会　2023 年 6 月 8 日
3. 厚生労働省 中医協入院医療等の調査・評価分科会資料より 2021 年 8 月 6 日
4. 厚生労働省 中医協総会資料　2024 年 1 月 26 日
5. 厚生労働省 中医協答申 2024 年 2 月 14 日

Part

2

入退院支援
—知りたいポイントはここ!

1 川崎市立多摩病院（神奈川県川崎市）

2 藤枝市立総合病院（静岡県藤枝市）

3 山梨県立中央病院（山梨県甲府市）

4 福島県立医科大学附属病院（福島県福島市）

5 佐久総合病院 佐久医療センター（長野県佐久市）

6 姫路赤十字病院（兵庫県姫路市）

7 KKR高松病院（香川県高松市）

8 順天堂大学医学部附属順天堂医院（東京都）

9 聖路加国際病院（東京都）

10 公益財団法人操風会 岡山旭東病院（岡山県岡山市）

11 医療法人八女発心会 姫野病院（福岡県八女郡）

12 医療法人一陽会 原田病院（広島県広島市）

掲載病院キーワード一覧

	病院名	病院規模（病床数）	設置主体	施設類型	所在地	加算		入退院支援センター（PFM センター化）
						入退院支援加算	入院時支援加算	
1	川崎市立多摩病院	376 床	公立	地域医療支援病院	神奈川県川崎市	1	1・2	有
2	藤枝市立総合病院	564 床	公立	地域医療支援病院	静岡県藤枝市	1・3		有
3	山梨県立中央病院	644 床	公立	地域医療支援病院	山梨県甲府市	1	1・2	有
4	福島県立医科大学附属病院	778 床	公立	特定機能病院	福島県福島市	1	2	有
5	佐久総合病院佐久医療センター	450 床	公的	地域医療支援病院	長野県佐久市	1・2	1・2	有
6	姫路赤十字病院	560 床	公的	地域医療支援病院	兵庫県姫路市	1・3	1	有
7	KKR 高松病院	179 床	公的	一般病院	香川県高松市	1	1	有
8	順天堂大学医学部附属順天堂医院	1,051 床	私立	特定機能病院	東京都文京区	2	1・2	有
9	聖路加国際病院	520 床	私立	特定機能病院	東京都中央区	1	2	無
10	公益財団法人操風会岡山旭東病院	214 床	私立	地域医療支援病院	岡山県岡山市	1	1	有
11	医療法人八女発心会姫野病院	140 床	私立	一般病院	福岡県八女郡	無	無	無
12	医療法人一陽会原田病院	120 床	私立	一般病院	広島県広島市	1 ＋総合機能評価加算	有（数件）	無

PFM 対象患者	病床管理 PFM センター内	PFM での 課題解決テーマ	対策	掲載頁
すべての 予定入院患者	有	●救急医療に対応する病床確保 ●長期入院患者の管理	●外来入院一体化パス（PFMCP） ●ディスチャージマネジメントラウンド（DMR） ●包括的退院支援システム（DMRS）	20
すべての 予定入院患者	無	●個室・聴取環境が未整備 ●対応患者数の増加 ●薬剤アセスメントの効率化	●待ち時間に介入するための外来看護師との調整 ●遅番業務（17：15 以降対応） ●薬剤師の介入	34
すべての 予定入院患者	無	●緊急入院患者への PFM ●継続看護 ●在院日数短縮	●外来と病棟の看護師の一元化 ●地域医療機関との IT 連携	47
すべての 予定入院患者	有	●入院前面談看護師と病棟看護師による退院支援アセスメントの相違 ●入院前からの支援が必要な患者の抽出	●事例検討を通じたアセスメントの共通理解 ●外来での「入院前療養支援スクリーニング」の導入	58
すべての 予定入院患者	有	●入院前リスク管理 ●病院経営の改善	●多職種協働 ●病床利用の効率化	73
一部診療科 （対象診療科拡大中）	有	●周術期（術前）管理 ●医師の業務負担軽減	●手術を受ける患者のハイリスク別対応シート ●PFM へのタスクシフト	87
すべての 予定入院患者		●タスクシェア / タスクシフト	●多職種の持ち分の範囲（役割）を広げ、重なり合う	94
予定入院患者 （メンタルクリニック、産科、小児科、小児外科、15 歳未満除く）	有	●経営的メリット ●緊急入院受け入れ困難事例	●入院支援センターフロー可視化 ●未収金防止（入院前オリエンテーションでの説明） ●病床管理の工夫	104
支援の 必要性が高い 予定入院患者		●外来看護師による「入院オリエンテーション」 ●手術中止事例の減少、医師のタスクシェア ●看看連携（外来看護、病棟看護）	●病棟と共有の「在宅情報シート」記載 ●周術期センター ●外来看護師が病棟療養支援カンファレンス参加	113
すべての 入院患者	有	●患者への入院中の説明提供 ●ベッドコントロール ●未収金防止	●入院案内の説明動画 ●看護部署責任者による病棟運営状況確認、空床確認 ●医事課スタッフによる医療費説明	126
すべての 入院患者		●患者の課題因子分析 ●在院日数短縮	●患者情報の共有（MSW 進捗状況管理表）	136
すべての 入院患者		●外来看護業務の整理 ●入院支援 ●退院支援 ●患者・家族教育	●多職種カンファレンス ●朝のミーティング ●病床管理の可視化	141

1 川崎市立多摩病院（神奈川県川崎市）
医療相談センターを中心に「外来入院一体化パス（PFMCP）」で患者をつなぐ

POINT

● 診療報酬上の加算

入退院支援加算１　入院時支援加算１・２

● PFM での課題解決テーマ	● 対策
・救急医療に対応する病床確保 ・長期入院患者の管理	・外来入院一体化パス（PFMCP） ・ディスチャージ・マネジメント・ラウンド（DMR） ・包括的退院支援システム（DMRS）

施設紹介

■病院概要
- ・病床数：376 床
- ・年間入院患者数：9,869 名（延べ患者数 114,205 名）
- ・病院機能：地域医療支援病院、災害拠点病院、日本医療機能評価機構認定病院

■医療相談センター
- ・地域との連携の窓口として前方連携、後方連携を担っている
- ・医師１名（専任）、看護師 13 名（専従）、ソーシャルワーカー7 名（専従）、地域連携事務 11 名（専従）、ベッドコントローラー事務２名（専従）

■入退院支援加算１算定、入院時支援可算１・２

Ⅰ．医療相談センターの成り立ち

川崎市立多摩病院は、神奈川県川崎市の指定管理者制度により、設置主体は川崎市であるが、運営は学校法人聖マリアンナ医科大学が行っている川崎市の３番目の市立病院である。川崎市北部を２次医療圏として、２次救急医療を提供する地域医療支援病院として、紹介患者を積極的に受け入れ、急性期の治療が終了した時点で、積極的に住み慣れた地域への逆紹介を行っている。

2006 年の開院時から医療相談センターを設置し（図１）、病診連携における

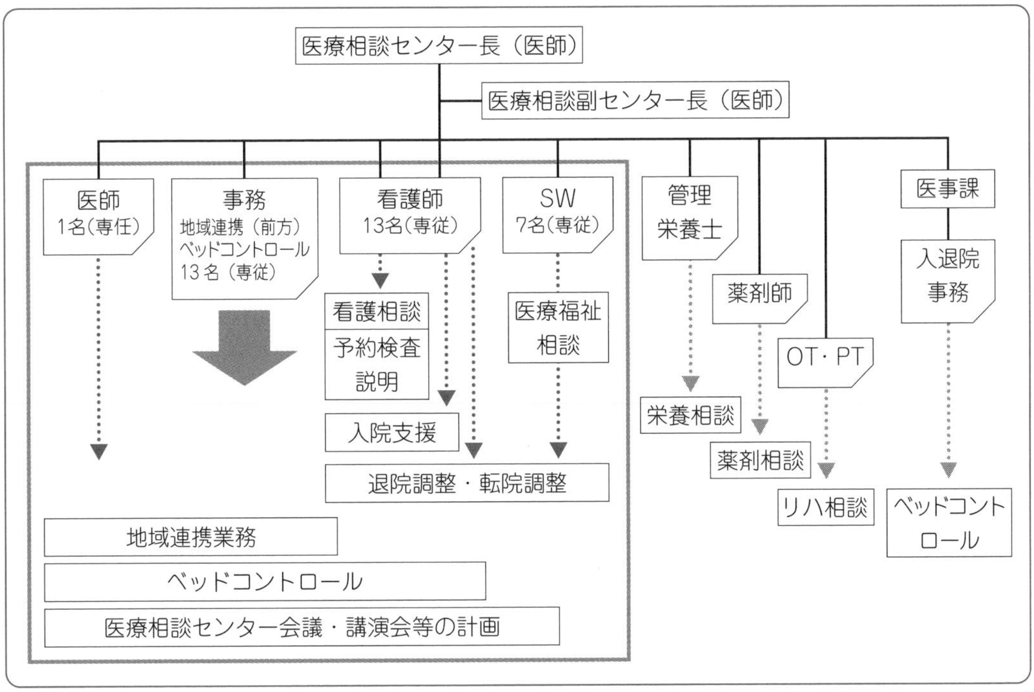

図1　**医療相談センターの組織機能図**

「顔の見える連携」を構築してきた。そして、救急医療に対応する病床を確保するために、長期入院患者の管理が重要であると考え、包括的退院支援システム（図2）を構築した。さらに、地域で活躍する医療福祉介護関係職種との連携の充実を目的に、自院医療圏における訪問看護師やケアマネジャー、地域包括支援センターの職員等と「病院と在宅医療を作るネットワークの会」を立ち上げ、院内外の多職種が情報共有できる環境を整えてきた。

当院の特徴としては、開院以来、緊急入院比率が50％以上であり、病床回転が早いことが挙げられる。そこで2009年より外来から入院までの患者の流れを管理する「外来入院一体化パス（Patient Flow Management Clinical Path：PFMCP）」を作成した。

従来、外来診療で入院適応と決定した場合、外来医師は、入院前の検査の説明や予約などに多くの時間を割かなければならない。また、忙しそうにしている医師や看護師に患者は入院についての質問を遠慮してしまうことがある。そこで、外来医師が入院適応と外来入院一体化パス適応を決定した後には、医療相談センター看護師が、外来から入院までの患者の流れに関する手続きの説明、検査の日程調整、入院に必要な情報収集等を行うこととした（図3）。

入院前に患者の情報収集を行うことで、患者は入院や治療に関する不安の軽減や病棟看護師との情報共有を図ることが可能となった。この流れが定着している中で、2018年の診療報酬改定で「入院時支援加算」が新設された。そこで、こ

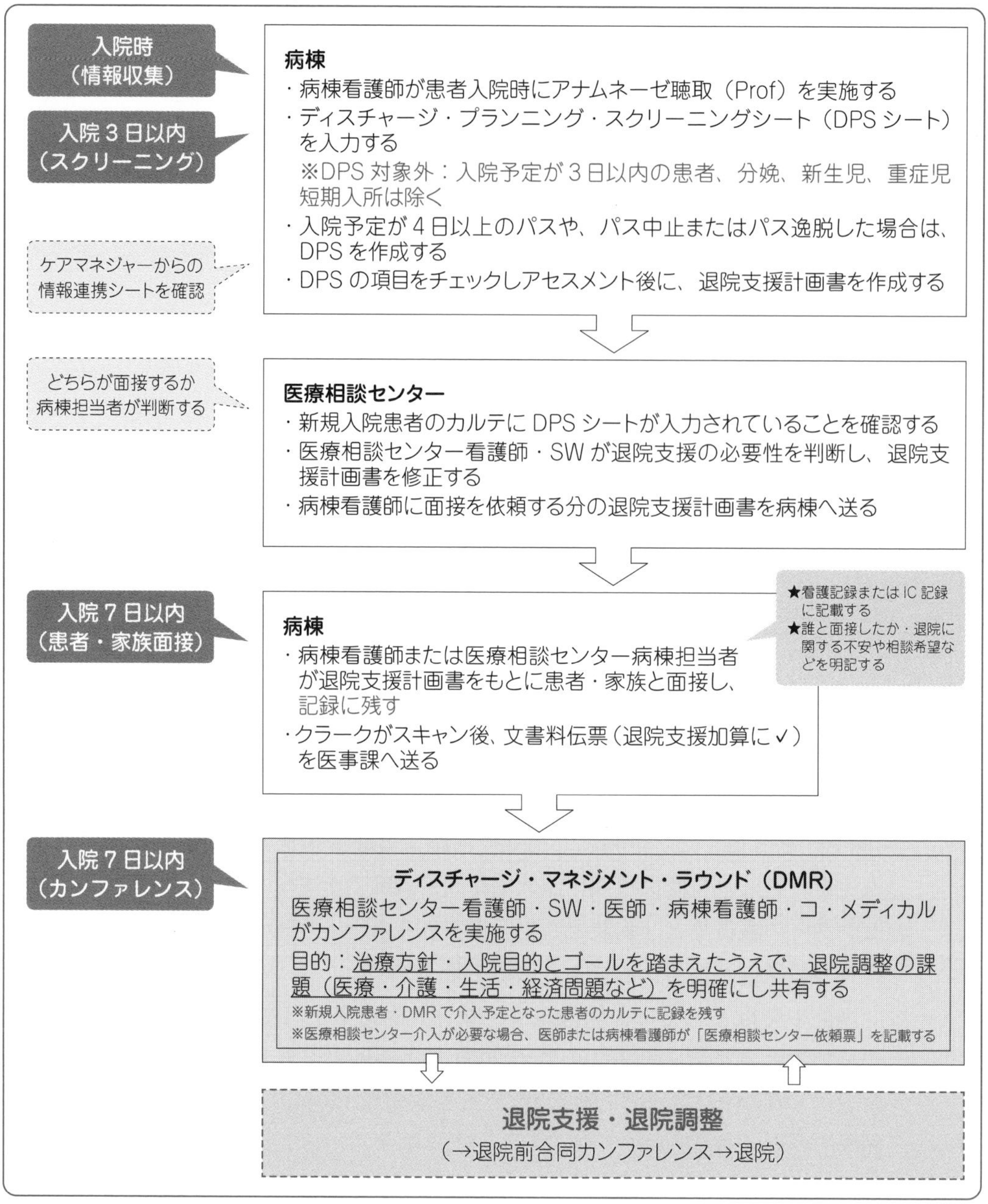

図２　包括的退院支援システム（DMRS）

れまで行ってきたシステムを活かしながら入院時支援体制の整備に取り組んだ。

Ⅱ．取り組みの概要

1 当院における入院時支援体制

2018年の診療報酬改定で「入院時支援加算」が新設されたことをきっかけに6

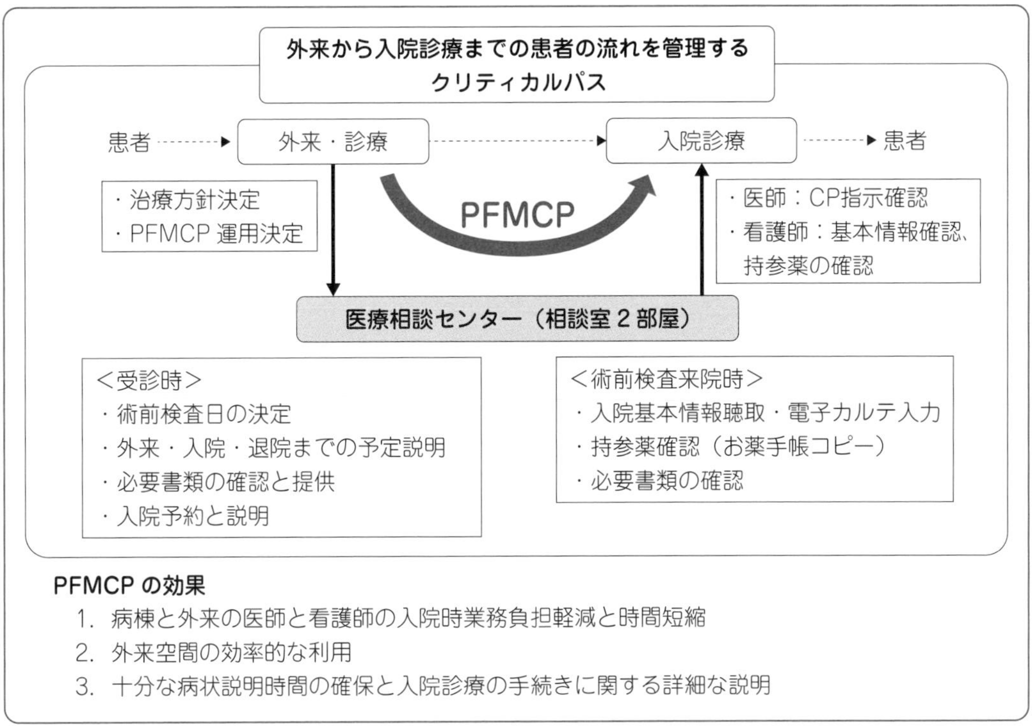

図 3　PFMPC（外来入院一体化パス）の構造

月から入院時支援を開始した。外来入院一体化パスを使用している患者のみが対象ではなく、全予定入院患者が入院生活や入院後にどのような治療過程を経るのかをイメージでき安心して入院が受けられることを目的とした。しかし、対象者は 2018 年度 84 名、2019 年度 66 名、その後も 20 名前後にとどまり、入院時支援患者数を増加することができない状況が続いた。

その理由の 1 つは、医療相談センターの看護師は、外来入院一体化パスの他に退院支援や外来患者の検査説明を実施しているため、全予約患者に対応するだけのマンパワーが不足していたことが挙げられた。医療相談センター看護師が対応している外来入院一体化パスは年々増加しており、2022 年 4 月の時点で 38 症例・63 種類が作成されており、毎月約 110 件対応している。2022 年度の実績は 1316 件であった。

そこで、入院時支援を積極的に実施するために、2022 年 4 月より、入院支援看護師を 3 名配置し、外来入院一体化パス以外のすべての予定入院患者の支援を実施する体制を再構築した。2022 年度の入院予約時対応実績は 491 件であった。入院予約時に対応できず、入院当日の対応件数は 914 件であった。診療報酬的には、入院当日対応では算定対象とはならないため、入院前日までに対応できるようにすることが今後の課題であると考えている。

また、外来入院一体化パス患者で入院時支援加算に該当する場合は、入院支援

療養支援計画書

川崎市立多摩病院 医療相談センター

患者ID ＿＿＿＿＿＿＿＿　　説明年月日 ＿＿＿＿＿＿＿＿

患者氏名　　　　　　様　　入院支援看護師 ＿＿＿＿＿＿＿＿

今回の入院に際して、安心して入院生活が送ることができ、無事に退院することができるように以下の項目について確認し、支援させていただきます。

入院日		病名・症状	
必須確認事項	□入院生活の説明 □身体的・社会的・精神的背景を含めた情報の確認		
入院前に利用していた介護サービス・福祉サービスの確認	□ケアマネジャー（事業所名：　　　　氏名：　　　　） □介護度（○要支援（　　）○要介護（　　□障害者手帳（　　級））□かかりつけ医 □訪問診療　□訪問看護　□訪問介護　□訪問入浴　□移送車　□福祉用具 □配食サービス　□デイサービス　□デイケア　□その他（　　　　）□なし		
内服薬の確認	□お薬手帳の持参　□薬剤師の介入　□休薬が必要な薬 □お薬の管理状況（○ご自身　○ご家族　○サービス利用）		
栄養状態の確認	□栄養士の介入 □１か月での体重の変化（○なし　○あり（　　　kg 増加）（　　　kg 減少）） □水分・食事でのむせこみ（○なし　○あり　□食事摂取状況（○普通　○不振　○過多） □消化器症状（○下痢　○便秘　○その他（　　　　　））		
日常生活動作の確認	□日常生活の自立度（○自立　○屋内自立　○歩行補助具　○車いす　○全介助） □転倒歴（○なし　○あり） □床ずれ（○なし　○あり）□床ずれ（褥瘡）発生要因（○なし　○あり）		
退院が困難になることが予測される要因	□同居人の有無にかかわらず介護に支援が必要　□介護に対してご家族の不安がある □悪性腫瘍・神経難病・脳血管疾患・認知症・誤嚥性肺炎などの急性呼吸器感染症 □日常生活動作の自立レベルが低下し、生活様式の見直しが必要と推測される □身寄りがいない　□排泄に介助を要する　□退院後に医療処置が必要 □入退院の繰り返し　□介護保険未申請　□経済的な不安がある □退院後もリハビリが必要　□その他（　　　　）		
退院調整担当者との連携	□入院後に退院調整担当者と病棟看護師と協議し必要に応じて介入します □その他（　　　　）		
入院中に行われることが予測される治療・検査について	□食事療法　□薬物治療　□採血・レントゲン　□リハビリテーション □手術　□内視鏡治療　□カテーテル治療　□化学療法 □その他（　　　　）		
入院中に行われることが予測される看護ケア・指導	□病状管理に関する観察・処置・指導　□症状に対する食事療法　□転倒・転落予防策 □清潔・排泄ケア　□薬剤師と協議した服薬管理指導 □退院調整担当者と協働した介護指導　□看護師による自己管理指導 □その他（　　　　）		

注）上記内容は、現時点で考えられるものであり、今後の検査・治療によって変わり得るものです。
注）本日説明した内容でご不明なことがありましたら、医療相談センターまでご連絡ください。
注）お話しいただいた情報に変更や追加がありましたら、入院先の病棟看護師にお伝えください。

療養支援計画書について説明を受け同意しました。

（西暦）　　年　　月　　日　　署名 ＿＿＿＿＿＿＿＿

同席者名　　　　（続柄：　　）

原本→患者　　控え→病院・スキャナー保存

図４　**療養指導計画書**

看護師が療養支援計画書（図4）を作成し、対応するシステムに変更して対応している。

❷ 入院支援看護師の役割と入院支援システム

当院の外来入院一体化パスおよび予定入院患者の入院支援の流れについて表1にまとめた。具体的な動きについてはフローチャート（図5）を参照されたい。

❸ 入院時支援加算の算定

入院時支援加算は、外来で表1に示した内容を実施し、療養支援の計画（以下、療養支援計画書）を立案し、患者および病棟看護師と共有することで可能となる。当院では、入院支援看護師は電子カルテ上で入院時支援加算1（230点）または入院時支援加算2（200点）の実施を入力し、退院時医事課が算定できるようにシステムを構築した（表2）。

表1　入院支援看護師の役割と入院支援システム

一般外来	・外来医師は、患者または家族に入院目的を説明（入院中の治療・検査）し、入院日決定・入院の承諾を得る ・必要時、中止薬について説明し、薬剤師外来を予約する ・外来看護師は、「予定入院支援対応進捗票」に必要事項を記入し患者に渡し、入退院窓口へ案内する
入院・退院受付	・入院の手続きを実施する ・予定入院支援対応進捗票をチェックし、入院支援看護師へ連絡する
入院支援看護師	・入院支援をする患者のカルテを確認する（疾患名・症状・入院目的・入院歴） ・入院支援の実施 ①療養支援計画書の作成をする ②入院情報提供書の確認と追加聴取する ③医師から入院目的と治療・検査の説明をどのように受けたか確認する（電子カルテで入院目的の確認する） ④褥瘡に関する危険因子の評価（可能な範囲でOHスケールの評価）をする ⑤お薬手帳を確認する（手帳の持参がない場合は入院時に持参するよう説明する） ※中止薬や現在服用している薬の調整など指導が必要な場合は薬剤部に連絡し、指導を依頼する ⑥入院生活の説明（準備するもの、1日のスケジュール、レンタル類、転倒・転落の予防についての説明、入院中の規則（禁煙、外出・外泊）、貴重品の管理等） ⑦必要時、栄養士に連絡し、栄養状態の評価を依頼する ⑧入院日までにSOAP（看護相談記録）・入院診療計画書の「その他：看護計画・リハビリ計画等」の欄に療養支援内容と説明した日付・説明者の氏名を入力する・患者プロファイル・褥瘡に関する危険因子の評価票・OHスケール、DPSシートを入力する ⑨入院前日に入院病棟へ連絡し情報を共有する

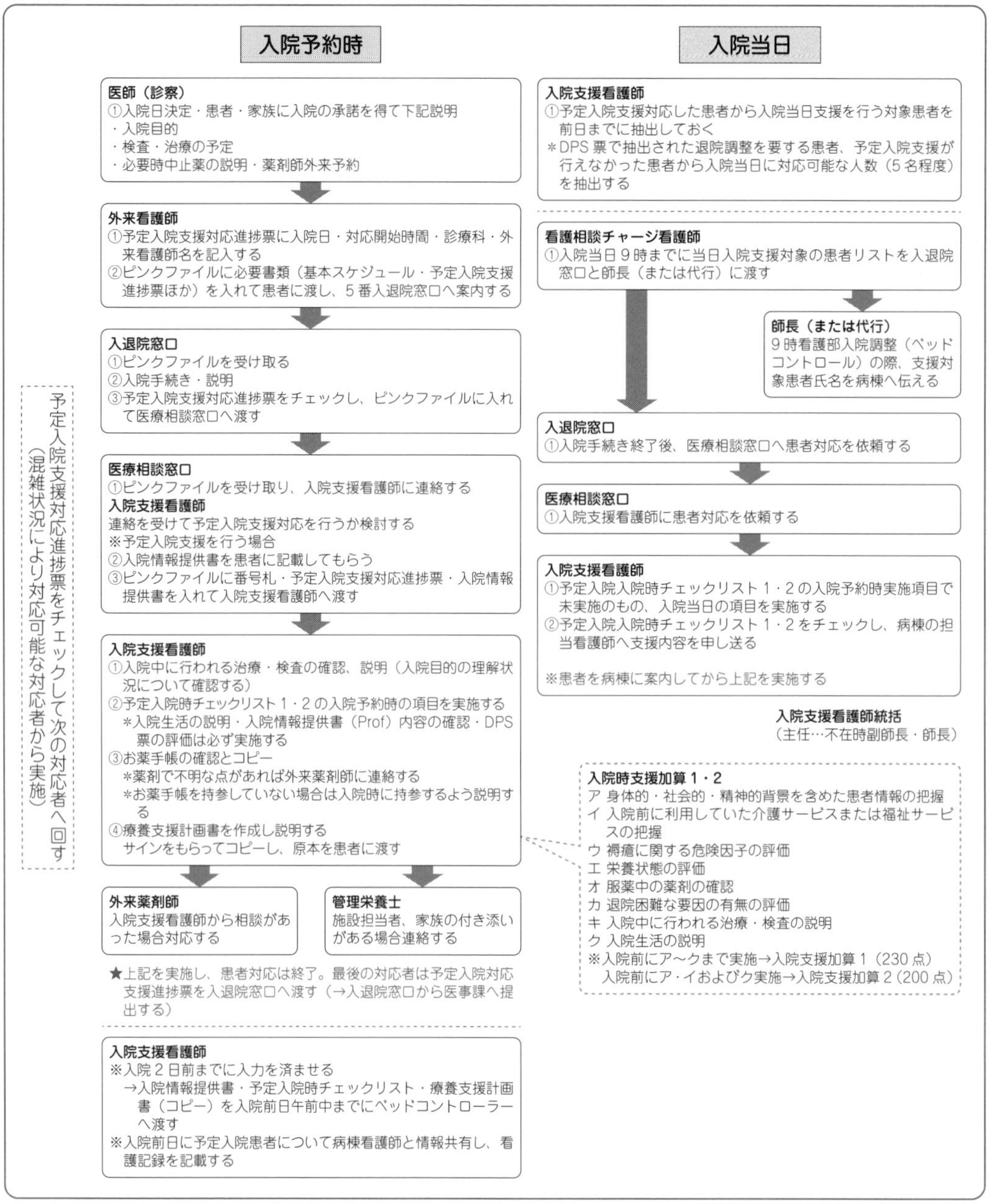

図5　予定入院支援フローチャート

入院時支援を実施するようになり、入院前に介護保険サービスや訪問看護の利用、施設入所中の患者であることを、患者および家族より情報収集し、病棟看護師と情報共有できるようになった。しかし、地域の関係機関と入院目的や入院期間、入院前の詳細な情報を確認することや看護サマリーを依頼することなどが不足していると感じている。

住み慣れた地域に1日でも早く帰れるように、患者のニーズに合わせた支援を

表2　入院時支援加算の算定

［算定要件］入院の予定が決まった患者に対し、入院中の治療や入院生活に係る計画に備え、入院前に以下の内容を含む支援を行い、入院中の看護や栄養管理等に係る療養支援の計画を立て、患者および入院先の病棟職員と共有すること
ア　身体的・社会的・精神的背景を含めた患者情報の把握
イ　入院前に利用していた介護サービスまたは福祉サービスの把握
ウ　褥瘡に関する危険因子の評価
エ　栄養状態の評価
オ　服薬中の薬剤の確認
カ　退院困難な要因の有無の評価
キ　入院中に行われる治療・検査の説明
ク　入院生活の説明

ア～クを実施した場合は入院時支援加算1（230点）
ア・イおよびクを実施した場合は入院支援加算2（200点）の算定が可能

行うためには、ケアマネジャーや訪問看護師・入院支援看護師・病棟看護師・退院支援看護師の連携と情報共有の方法を見直し、入院前から地域とつながり、継続した支援を行う仕組みづくりが必要であると考えられる。

4 退院支援が必要な患者の抽出

当院では、退院困難な要因を有している患者を抽出する方法として、ディスチャージ・プランニング・スクリーニングシート（DPSシート）を使用している（図6）。このDPSシートは、入院3日以内に病棟看護師が入力する。そして、10項目中1つでも該当する項目があれば退院支援の必要性があると判断し、退院支援に向けたアセスメントを行う。週1回医療相談センターの退院支援看護師・社会福祉士と病棟看護師やコ・メディカル等で行われるディスチャージ・マネジメント・ラウンド（DMR）で情報共有するとともに、退院支援や退院調整について具体的な進め方を検討している。

5 退院支援の実際

1）アセスメント

病棟看護師はDPSシートで把握した情報をもとに、退院支援に向けてアセスメントを行う。アセスメントでは、病状・病態予測から考えられる「医療管理上の検討課題」とADL・IADLから考えられる「生活上の検討課題」に分けて情報を整理し、アセスメントを行うことが重要である。そして、入院前とどこが変化したのかを明確にして、退院後の具体的な生活イメージにつなげていく必要がある。

ディスチャージ・プランニング・スクリーニング（DPS）票（シート）

Ｉ Ｄ＿＿＿＿　性別＿＿＿＿　年齢＿＿＿＿　入院日＿＿＿＿

患者氏名＿＿＿＿　生年月日＿＿＿＿　作成者＿＿＿＿

病棟名＿＿＿＿　診療科＿＿＿＿　作成日＿＿＿＿

No.	項目	ハイリスク群	
1	入院時診断	□悪性腫瘍　□神経難病　□脳血管疾患 □認知症　□誤嚥性肺炎等の急性呼吸器感染症	病名
2	入院形態	□緊急入院	
3	介護保険	□未申請	
4	虐待の可能性	□虐待疑い　□ MCAP マークあり	
5	生活困窮	□無保険　□経済的不安　□その他（　　）	
6	ADL の変化	□入院前に比べて ADL が低下し、退院後の生活様式の再編が必要である □排泄介助あり（おむつ使用含む）	
7	介護力	□同居人の有無にかかわらず必要な介護を十分に提供できる状況にない □身寄りなし　□独居　□独居になる時間帯がある　□高齢世帯 □家族が要介護状態	
8	継続する医療処置	□あり　□インスリン　□ NG　□胃瘻　□ HD　□ PD　□ HPN □ HOT　□吸引　□気切　□人工呼吸器　□腹腔穿刺 □ Ba-T　□ストーマ　□褥瘡　□創傷処置　□その他（　　）	
9	入退院の繰り返し	□あり（前回退院より　□３日　□１か月　□３か月　以内）	
10	栄養状態	□入院治療を行っても長期的な低栄養状態が見込まれる	
11	ヤングケアラーおよびその家族	□家族の介護を日常的に行っている児童等 □児童等の家族から日常的介護を受けている	
12	その他	□患者の状況から判断して 1～11 に準ずると認められる場合（　　）	

コメント

□退院支援は不要なため退院支援計画書は作成しない
□退院支援・調整が必要なため退院支援計画書作成（下記項目にチェック）
　□病棟にて、施設戻り調整が必要
　□病棟にて、本人・家族に退院指導が必要
　□病棟にて、地域関係機関との連携が必要
　□療養先検討・介護サービス再調整・医療依存度が高い・経済的問題等で退院調整の困難が予測されるため、医療センターの介入ついて医師と協議が必要
　□その他

CGA7 総合機能評価簡易版

No.	質問内容	調査内容	回答
1	自ら定時に起床するか、もしくはリハビリテーションへの積極性がありますか？	意欲	
2	これからいう言葉を繰り返してください（桜・猫・電車） あとでまた聞きますから覚えておいてください（No.4 で再質問）	認知機能	／
3	普段バスや電車、自家用車を使ってデパートやスーパーマーケットに行きますか？	手段的 ADL	
4	先ほど覚えていただいた言葉を言ってください（ヒントなしで全部正解で「はい」）	認知機能	
5	お風呂に自分１人で入って、洗うのに手助けはいりませんか？	基本的 ADL	
6	失礼ですが、トイレで失敗してしまうことはないですか？	基本的 ADL	
7	最近、何かしようとする気が起こらない、あるいはしても無駄だと思うことはないですか？	情緒・気分	

帳票フロー：看護師出力（医師・看護師、コメディカル実施可）→担当医確認・評価→入院診療計画書へ記載し疾者へ説明

図６　ディスチャージ・プランニング スクリーニング票（シート）

2）退院支援計画書

退院支援計画書は、退院が困難な要因を有する患者を対象として、入退院支援加算１にあっては、原則として入院７日以内に患者および家族と病状や退院後の生活を含めた話し合いを行うとともに、関係職種と連携し、入院後７日以内に退院支援計画書の作成を行うことが求められる（表３）。

当院における退院支援計画書（図７）は、医療相談センター看護師・社会福祉士と病棟看護師で作成するシステムとなっている。

3）ディスチャージ・マネジメント・ラウンド（DMR）

すべての患者の退院支援・退院調整を医療相談センターが担うのではなく、医療相談センター看護師・社会福祉士が週１回各病棟をラウンドし、医師、病棟看護師、コ・メディカルとカンファレンスをする中で、病状・ADL・治療方針を確認し、医療相談センター看護師・社会福祉士の介入の必要性を検討している。

医療相談センター看護師・社会福祉士の介入が不必要と判断した場合は、病棟看護師が中心となって退院支援・退院調整を行う。また、病棟看護師が退院支援・退院調整をしている中で医療相談センター看護師・社会福祉士の介入が必要となった場合は、医師または病棟看護師が「医療相談センター依頼票」を記載することとなっている。

4）退院前合同カンファレンス

退院前合同カンファレンス開催の調整は、医療相談センター看護師・社会福祉士が行う。退院前カンファレンスでは、患者・家族・訪問診療・訪問看護師・ケアマネジャー・院内医師・病棟看護師・医療相談センター看護師・社会福祉士等が参加し、患者の退院後の療養環境について情報共有を行っている。退院前に退院後に利用するサービス提供者と顔を合わせ、具体的なサービス提供方法を患者および家族が直接確認できるということは、患者および家族が退院後の生活をイ

表３　当院における退院支援計画書作成の流れ

医療相談センター	①新規入院患者のカルテに DPS シートが入力されていることを確認する ②医療相談センター看護師・社会福祉士が退院支援の必要性を判断し、退院支援計画書を修正する ③修正した退院支援計画書を病棟へ送り、その退院支援計画書をもとに、患者または家族に面接を依頼する
病棟	①病棟看護師または医療相談センター病棟担当の看護師・社会福祉が退院支援計画書をもとに、患者または家族と面接し記録に残す ②退院支援計画書は電子カルテにスキャンし文書料伝票（退院支援加算に✓）を医事課へ送る

退院支援計画書

患者 ID ＿＿＿＿＿＿＿＿＿＿

患者氏名　　　　　　　　　　様

川崎市立多摩病院

主治医　　　　　氏名

病棟責任者　　　氏名

退院支援計画着手日

退院支援計画再作成日

入院日		病　名	
推定される支援期間	週間		
患者以外相談者	□家族　　□その他関係者（　　　　　　　　）		
退院支援計画を行う者の氏名（下記担当者を除く）	病棟担当看護師（　　　　　　）　医療相談センター担当者（　　　　　　） その他（職種：　　　　　　氏名：　　　　　　）		
退院困難な要因	□悪性腫瘍・神経難病・脳血管疾患・認知症・誤嚥性肺炎などの急性呼吸器感染症 □緊急入院　□介護保険未申請　□生活困窮（無保険、経済的不安、その他） □日常生活動作の自立レベルが低下し、生活様式の見直しが必要と推測　□排泄に介助を要する □同居人の有無にかかわらず必要な介護を十分に提供できる状況ではない □退院後に医療処置が必要 □入退院の繰り返し　□入院治療を行っても長期的な低栄養状態が見込まれる □その他患者の状況から上記に準ずると認める場合		
退院にかかわる問題点・課題	□退院後の療養先　□病状　□医療処置　□介護負担　□療養費 □その他（　　　　　　　　）		
退院へ向けた目標・支援概要	□退院後の療養先を決定 □病院・施設の選定および連絡・調整 □医療費・療養費についての相談・調整 □本人・家族へ生活上の注意点（食事・運動・入浴など）、服薬などの説明 □退院後も継続が必要な医療処置の説明、物品の準備 □退院後医療・介護・社会福祉サービスを利用するための連絡・調整 □その他（　　　　　　　　）		
予想される退院先	□自宅　□リハビリ病院　□療養型病院　□緩和ケア病棟 □介護老人保健施設　□介護老人福祉施設　□グループホーム　□有料老人ホーム □その他（　　　　　　　　）		
退院後に利用が予測される社会福祉サービス等	□訪問介護　□福祉用具　□訪問入浴　□配食サービス　□介護タクシー □ショートステイ　□デイサービス　□デイケア　□小規模多機能型居宅介護 □看護小規模多機能型居宅介護　□訪問看護　□訪問リハビリテーション　□訪問診療 □かかりつけ医　□その他（　　　　　　　　）		
退院後に利用が予想される社会福祉サービスの担当者	□ケアマネジャー（事業所名：　　　　　　氏名：　　　　　　） □施設（施設名：　　　　　　氏名：　　　　　　） □その他（　　　　　　　　）		

注）上記内容は、現時点で考えられるものであり、今後状態の変化に応じて変わる得るものです。

病棟専任退院支援担当者：　　　　　　　　㊞

退院調整部門退院支援計画担当者：　　　　　　　　㊞

退院支援計画書の説明を受けました。

（西暦）　　　年　　　月　　　日　　　　　署名

図 7　退院支援計画書

表 4　**退院前合同カンファレンス**

①退院のめどがつき次第、医療相談センター担当者は、院内外の関係者に連絡し、退院前合同カンファレンスの日程を調整する
②退院前合同カンファレンスの実施：事前に院内関係者間で十分に情報共有し、方向性についてすり合わせる。カンファレンスの場で下記の要点を押さえる
・出席者（患者・家族・医師・コメディカル・サービス関係者）
・方向性（自宅看取り・在宅療養の後に緩和ケア病棟入院など）
・退院日（または退院日の目安）
・患者の病状、医療処置、ケア、リハビリテーション、ADL、心理精神面の状況
・患者または家族への医療処置や介護についての指導の状況
・家屋状況と生活環境
・主介護者・家族の生活状況（仕事も含む）
・退院後の生活の組み立て（誰が、何を、どう支援するか）
・主介護者へのサポート体制
・退院後利用するサービスの内容と頻度
・福祉用具の準備
・医療処置に必要な物品・衛生材料
・緊急時の対応・連絡先
・退院後の医療・介護に関する相談先
・必要書類　など

病棟看護師が主体でカンファレンスを実施する場合は、医療相談センター担当者がサポートする

メージしやすく不安の軽減につながっていると実感している（表 4）。

当院では入退院支援加算 1 を算定しているため、10 部署の対応に対して医療相談センター看護師 3 名・社会福祉士 5 名が DMR を実施している。年 2 回記録監査を行い、評価を実施している。退院時共同指導料を算定するにあたり、退院前合同カンファレンスで話し合った内容を「退院へ向けての話し合い用紙」（図 8）に記載し、患者または家族が署名した後に医事課に連絡を入れるシステムを構築している。

5）情報共有の工夫と課題

①多職種連携

入院支援看護師は、入院予約時にアレルギー食品や薬剤について必ず確認を行い、電子カルテ内のアレルギー情報に入力を行う。また、歯列の問題や嚥下機能低下で刻み食や一口大の食事等の食形態の工夫が必要な場合や治療食が必要な場合、または患者から「何を食べたらいいかわからない」と発言が聞かれた場合等は、入院前から栄養士の介入につなげている。

全身麻酔で手術を予定している患者では、麻酔科外来や薬剤師外来を予約し、抗血栓薬の休薬の説明や内服薬の自己管理方法を薬剤師に依頼している。

退院へ向けての話し合い要旨

（退院時共同指導 2）

ID		日時	〜
患者氏名		場所	

出席者

【本人・家族等】 本人　氏名：　　　　　　　　続柄（　　　）氏名：　　　　　　　　続柄（　　　）

【院内】 担当医：（　　　　　　　　　　）　病棟看護師（　　　　　　　　　　）

退院支援担当者：職種（　　　　　　　　）　職種（　　　　　　）

【院外】 訪問診療：医療機関（　　　　　　）　職種（　　　　　　）　氏名（　　　　　　　　）

訪問看護：事業所（　　　　　　　　）　氏名（　　　　　　　　）

ケアマネジャー：事業所（　　　　　　）　氏名（　　　　　　　　）

職種（　　　　　）：事業所（　　　　　　）　氏名（　　　　　　　　）

職種（　　　　　）：事業所（　　　　　　）　氏名（　　　　　　　　）

【退院後の療養生活にかかわる注意点・確認事項】

・食事：

・排泄：

・清潔：

・服薬：

・移動・動作：

・医療処置：　　　　　　　　　　　実施者（　　　　　　）

・その他：

【退院後利用予定のサービス】

□訪問診療（初回　　　月　　　日　　　時頃・　　　　　　　　　　　　　　　　）

□訪問看護（初回　　　月　　　日　　　時頃・　　　　　　　　　　　　　　　　）

□訪問介護（　　　　　　　　　　　　　　　　　　　　　　　　　　　　　　　　）

□デイサービス（　　　　　　　　　　　　　　　　　　　　　　　　　　　　　　）

□デイケア（　　　　　　　　　　　　　　　　　　　　　　　　　　　　　　　　）

□福祉用具レンタル（　　　　　　　　　　）　□福祉用具購入（　　　　　　　　）

□その他（　　　　　　　　　　　　　　　　　　　　　　　　　　　　　　　　　）

【決定事項】

・退院後の医療を担う機関（□通院　□訪問診療）：

・緊急時の相談窓口：

・退院予定日：　　　月　　　日　　　時頃

【その他・確認事項】

以上、退院後利用予定のサービスについて検討いたしました。
なお、この内容は現時点で考えられるものであり、今後の状態変化に応じて変わり得るものです。

記載者

氏名　　　　　　　　　　　　　　　　印

上記の内容について、退院支援担当者（看護相談看護師。ソーシャルワーカー）より説明を受けました。
今後、退院支援担当者と地域関連機関との方法共有について承諾いたします。

本人または家族

（西暦）　　　年　　　月　　　日

署名　　　　　　　　　　　（続柄：　　　）

図 8　退院へ向けての話し合い用紙

②外来・病棟看護師間の情報共有

外来・病棟看護師間の連携として、「継続看護用紙」に在宅療養、化学療法、透析関連、公的な支援が必要な妊産婦、家庭環境・介護、虐待・ネグレクト、継続処置、コンプライアンス・理解力・認知症、意思決定支援困難、ACP等の情報を記載し、外来から入院、または退院から外来と継続した看護介入ができるようにしている。

③多職種チーム（NST・せん妄チーム・倫理コンサルテーションチーム等）との情報共有

当院の家族支援専門看護師、皮膚・排泄ケア認定看護師、嚥下障害看護認定看護師、認知症看護認定看護師等の専門・認定看護師は活発に活動している。入院予約時に、入院支援看護師は転倒・転落やせん妄のリスクをアセスメントし、安全具の準備を病棟に依頼したり、褥瘡予防のためにエアマットレスを調整しているが、専門・認定看護師に直接相談することが少ないことが課題と考えられる。

④未収金防止のための工夫と課題

どの病院でも未収金については課題の１つに挙げられていると思われる。当院でも、未収金にならないために、予定入院患者の場合は、入院前の情報収集時に保険加入状況や就労状況を確認し、医療費の支払いに不安がないか確認している。問題がある場合は、その時点で社会福祉士の介入を依頼するように取り組んでいるが、まだ十分ではなく課題である。

⑤スタッフ教育

現在は、医療相談センター看護師・社会福祉士が中心となって入院支援から退院調整を行っているが、超高齢社会となり、支援が必要な患者は増加している。外来・病棟看護師とともに地域関係職種との研修に参加し、顔の見える関係づくりと入院支援および退院支援ができるように計画していきたいと考えている。

*

日本は超高齢社会となり、１人１人の価値観が多様化している。また、高齢者の独居患者や認知症患者が増加している中で、入院時に入院前の情報収集をしっかり行い、入院中のADLの低下を最小限にし、退院後に安心した療養環境を整備することが、これからの急性期病院の役割と考えられる。当院は、開院時から退院支援や地域連携に力を入れてきたが、さらにシステムを充実させ、市民が安心して地域で生活することを支援していきたいと考えている。

【執筆】
退院調整看護師　**石岡昭代**
副院長 兼看護部長　**井上ふみ子**

2 藤枝市立総合病院（静岡県藤枝市）

入退院在宅支援室で「退院調整スクリーニングシート」を有効に使って

POINT

●診療報酬上の加算

入退院支援加算１・３

●PFM での課題解決テーマ

・個室・聴取環境が未整備
・対応患者数の増加
・薬剤アセスメントの効率化

●対策

・待ち時間に介入するための外来看護師との調整
・遅番業務（17 時 15 分以降対応）
・薬剤師の介入

施設紹介

■病院概要

・病床数：564 床（稼働病床数：551 床）
・診療科 35 科
・新規入院患者数：12,316 名（うち予定入院患者数：5,715 名［46.4%］）（2022 年度）
・病院機能：地域医療支援病院、救命救急センター、地域がん診療連携拠点病院など
・入院基本料：急性期一般入院料Ⅰ

■病院の特徴

・人口 14 万人強の中核都市にある地域の拠点病院
・志太榛原医療圏（人口 45 万人）唯一の３次救急を担う急性期病院であるとともに、がん診療と災害医療に重点を置いている
・地域を支える基幹病院として、住民が住み慣れた地域で安心して暮らせるよう、目指す病院像を「高度急性期から在宅医療まで、安心・安全で質の高い医療の提供」としている

■医療支援センター

・入退院在宅支援室　入退院支援係（人員構成は本文中）

■入退院支援加算１・３

入退院支援の全体像

当院では、入退院支援加算1・3を算定しており、医療支援センターの「入退院在宅支援室」を中心に入退院管理を行っている。入退院支援の全体像を図1に示す。

1 入退院在宅支援室

入退院支援係は20名で、その内訳は、入退院在宅支援室長（看護師)、入退院在宅支援係長（看護師)、退院支援看護師5名、医療ソーシャルワーカー（以下MSWとする）10名（2名産休中)。入院前支援看護師4名（部分休業看護師2名　会計年度看護師2名）で常勤換算3.7名となっている。(2023年8月1日現在)

入院前支援看護師は、「入退院在宅支援室」入退院支援係・訪問看護係の入退院支援係に所属しており、医事管理課が管轄する入退院センターで入院予約時に情報収集を行っている。

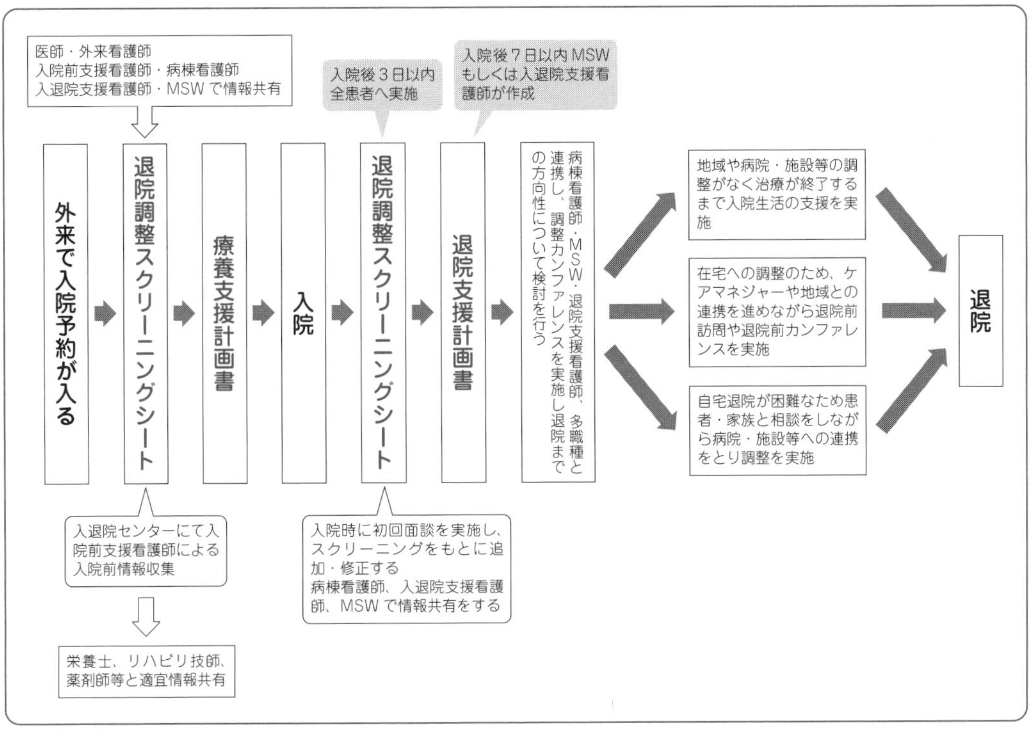

図1　入退院支援フローシート（入院予定患者の場合）

❷ 入退院センター

入退院センターは、2017年4月に設置された。

入退院センターには、入院前支援看護師の他に会計年度看護師1名、医事管理課の委託事務8名のうち5名、栄養科の管理栄養士1名が勤務している。

「入院時支援加算」要件算定上の工夫と課題

❶ 退院調整スクリーニングシートの活用法

退院調整が必要かどうか判断するためのツールであり、全入院患者におけるアセスメントシートである（図2）。

以下に、予定入院患者（小児科・産科・歯科口腔外科は除く）について述べる。

入院前支援では、外来からの情報提供ツールとして退院調整スクリーニングシートを使用し情報共有している。入院前支援看護師はカルテ上の情報収集に加え、外来からの情報提供をもとに退院困難な要因を有している患者や今後生活で何らかの支援が必要となる可能性が考えられる表1のような患者を抽出して介入を行っている。これらの患者に対して療養支援計画書を発行する（図3）。

さらに、入院した病棟でも退院調整スクリーニングシートに情報を追記することで、各部署が情報をつなげ共有している。

現状では4名の入院前支援看護師で対応せざるを得ないため、患者が重なった場合や時間外の場合は介入できないケースもある。そこで、情報収集の中で優先順位の高い順に介入を決めている。また、カルテからの情報収集で介入は不要と判断した患者であっても対面で介入が必要と判断すれば聞き取りを行っている。

❷ 実際に行っていること

①指示書の確認、検査や手術前の休薬指示の確認（現在消化器内科では薬剤師の介入あり）

薬剤の確認によって、内服しているはずの薬が正しく内服されておらず自己中断しているなどが判明するケースもあり、外来に報告している。

②治療への理解度を確認

患者・家族も含めて治療について理解が不十分であったり、迷いが生じている場合は外来に連絡し再診察を依頼している。患者や家族が納得しないまま入院になり、治療直前でのキャンセルとならないように取り組んでいる。

③多職種との連携

管理栄養士、薬剤師、外来看護師、リハビリテーション技師、医事課等と連携し、入院前より問題点の共有を行っている。内容によってはその場で介入依頼し

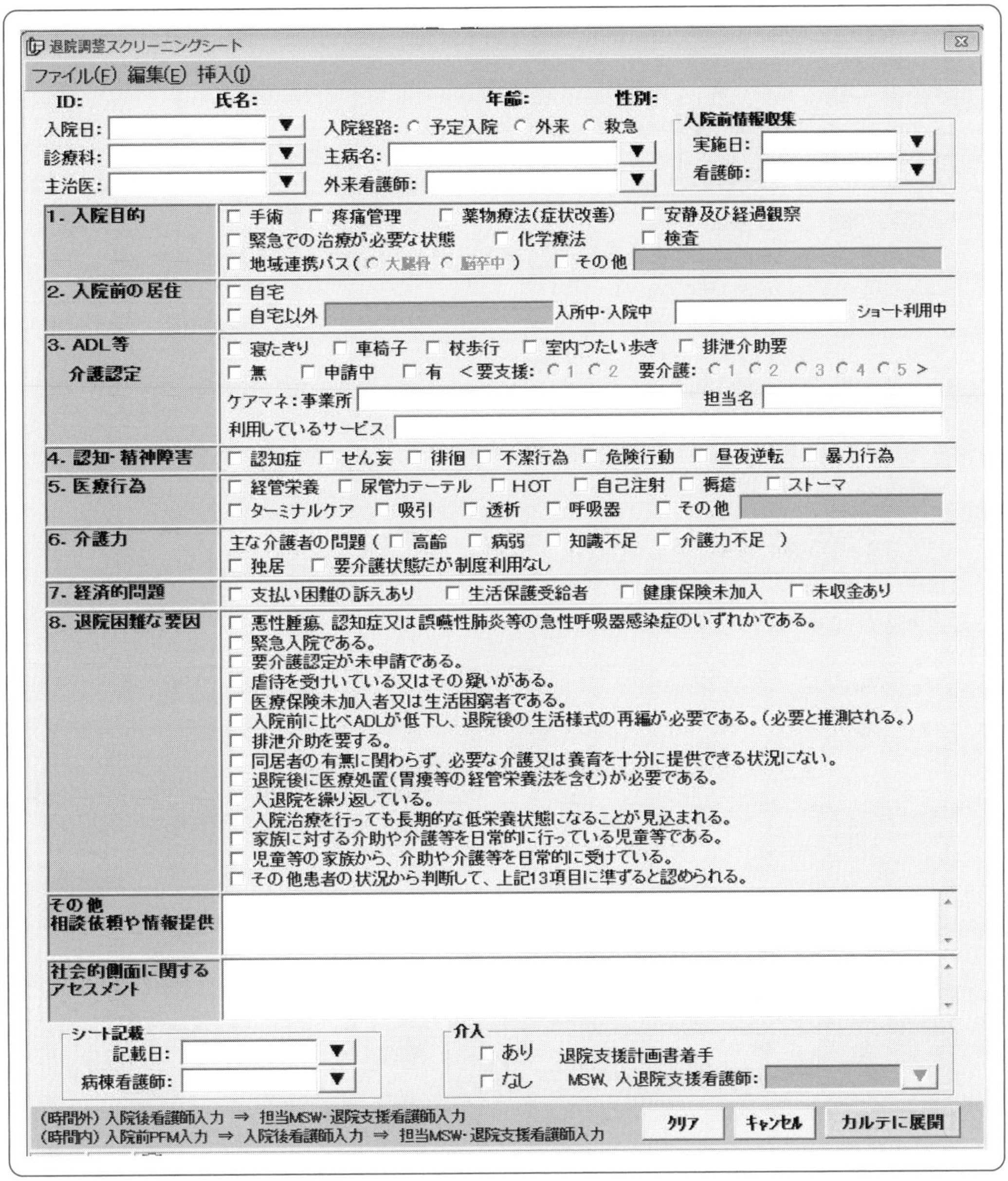

退院調整スクリーニングシート

ファイル(F) 編集(E) 挿入(I)

ID: 氏名: 年齢: 性別:

入院日: 入院経路: ○予定入院 ○外来 ○救急
診療科: 主病名:
主治医: 外来看護師:

入院前情報収集
実施日:
看護師:

1. 入院目的	□手術 □疼痛管理 □薬物療法(症状改善) □安静及び経過観察 □緊急での治療が必要な状態 □化学療法 □検査 □地域連携パス(○大腿骨 ○脳卒中) □その他
2. 入院前の居住	□自宅 □自宅以外 入所中・入院中 ショート利用中
3. ADL等 介護認定	□寝たきり □車椅子 □杖歩行 □室内つたい歩き □排泄介助要 □無 □申請中 □有 ＜要支援: ○1 ○2 要介護: ○1 ○2 ○3 ○4 ○5＞ ケアマネ：事業所 担当名 利用しているサービス
4. 認知・精神障害	□認知症 □せん妄 □徘徊 □不潔行為 □危険行動 □昼夜逆転 □暴力行為
5. 医療行為	□経管栄養 □尿管カテーテル □HOT □自己注射 □褥瘡 □ストーマ □ターミナルケア □吸引 □透析 □呼吸器 □その他
6. 介護力	主な介護者の問題（□高齢 □病弱 □知識不足 □介護力不足 ） □独居 □要介護状態だが制度利用なし
7. 経済的問題	□支払い困難の訴えあり □生活保護受給者 □健康保険未加入 □未収金あり
8. 退院困難な要因	□悪性腫瘍、認知症又は誤嚥性肺炎等の急性呼吸器感染症のいずれかである。 □緊急入院である。 □要介護認定が未申請である。 □虐待を受けている又はその疑いがある。 □医療保険未加入者又は生活困窮者である。 □入院前に比べADLが低下し、退院後の生活様式の再編が必要である。(必要と推測される。) □排泄介助を要する。 □同居者の有無に関わらず、必要な介護又は養育を十分に提供できる状況にない。 □退院後に医療処置(胃瘻等の経管栄養法を含む)が必要である。 □入退院を繰り返している。 □入院治療を行っても長期的な低栄養状態になることが見込まれる。 □家族に対する介助や介護等を日常的に行っている児童等である。 □児童等の家族から、介助や介護等を日常的に受けている。 □その他患者の状況から判断して、上記13項目に準ずると認められる。
その他 相談依頼や情報提供	
社会的側面に関するアセスメント	

シート記載
記載日:
病棟看護師:

介入
□あり 退院支援計画書着手
□なし MSW、入退院支援看護師:

(時間外) 入院後看護師入力 ⇒ 担当MSW・退院支援看護師入力
(時間内) 入院前PFM入力 ⇒ 入院後看護師入力 ⇒ 担当MSW・退院支援看護師入力

クリア キャンセル カルテに展開

図２　退院調整スクリーニングシート

ている。

④介護者の確認

現在の介護者、退院後の介護者について確認している。

その他、術後の流れについて簡略的に説明をしている。患者パスは、現状では整形外科・呼吸器外科の２科のみの説明となっている。呼吸器外科の術前の患者に対し呼吸訓練指導を実施している。

表１　**介入対象患者**

- 高齢者（独居、老老介護、せん妄や転倒リスクが高い、認知・理解力の低下）
- 悪性腫瘍（ターミナル・意思決定支援、両立支援）
- 認知症
- 介護保険未申請
- 入退院の繰り返しがある
- 入院期間が長期（2 週間以上を目安としているが、がんの手術や化学療法・放射線治療、症状コントロール等は短期でも介入している）
- 医療処置をしている（経管栄養、膀胱留置カテーテル、ストーマ、在宅酸素療法、自己注射、褥瘡、吸引、透析、ターミナルケア、呼吸器、その他）
- または医療処置が必要になる
- 要介護状態（日常的な介護が必要・排泄介助が必要）
- 在宅介護に対し家族から不安の訴えがある
- 入院前に比べ ADL 低下の可能性がある
- 転院調整が必要
- 患者自身が日常的に家族に対し介護を行っている
- 医療保険未加入または生活困窮者（生活保護含む）
- 身寄りやキーパーソンがいない患者

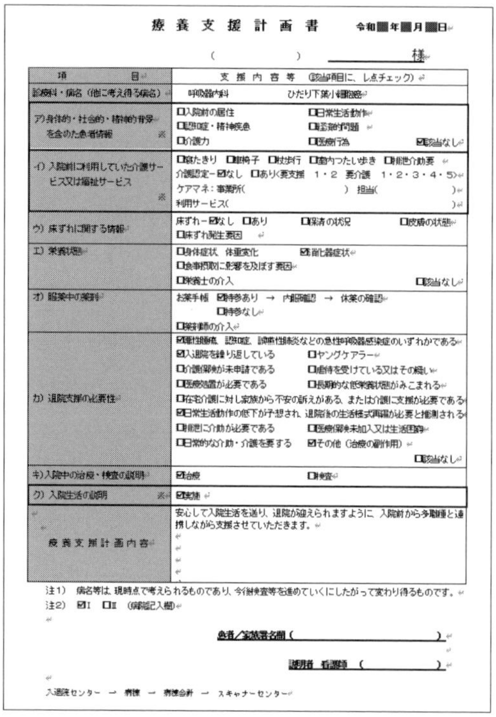

療　養　支　援　計　画　書　　令和[redacted]年[redacted]月[redacted]日

（　　　　　　）　＿＿＿＿＿＿様

項　　目	支　援　内　容　等　（該当項目に、レ点チェック）
診療科・病名（他に考え得る病名）	呼吸器内科　　ひだり下葉小細胞癌
ア）身体的・社会的・精神的背景を含めた患者情報　※	☐入院前の居住　☐日常生活動作 ☐認知症・精神疾患　☐経済的問題 ☐介護力　☐医療行為　☑該当なし
イ）入院前に利用していた介護サービス又は福祉サービス　※	☐寝たきり　☐車椅子　☐杖歩行　☐室内つたい歩き　☐排泄介助要 介護認定－☑なし　☐あり＜要支援　1・2　要介護　1・2・3・4・5＞ ケアマネ：事業所（　　　）　担当（　　　） 利用サービス（　　　）
ウ）床ずれに関する情報	床ずれ－☑なし　☐あり　☐保清の状況　☐皮膚の状態 ☐床ずれ発生要因
エ）栄養状態	☐身体症状、体重変化　☑消化器症状 ☐食事摂取に影響を及ぼす要因 ☐栄養士の介入　☐該当なし
オ）服薬中の薬剤	お薬手帳　☑持参あり　→　内服確認　→　休薬の確認 ☐持参なし ☐薬剤師の介入
カ）退院支援の必要性	☑悪性腫瘍、認知症、誤嚥性肺炎などの急性呼吸器感染症のいずれかである ☑入退院を繰り返している　☐ヤングケアラー ☐介護保険が未申請である　☐虐待を受けている又はその疑い ☐医療処置が必要である　☐長期的な低栄養状態がみこまれる ☐在宅介護に対し家族から不安の訴えがある、または介護に支援が必要である ☑日常生活動作の低下が予想され、退院後の生活様式再編が必要と推測される ☐排泄に介助が必要である　☐医療保険未加入又は生活困窮 ☐日常的な介助・介護を要する　☑その他（治療の副作用） ☐該当なし
キ）入院中の治療・検査の説明	☑治療　☐検査
ク）入院生活の説明　※	☑実施
療養支援計画内容	安心して入院生活を送り、退院が迎えられますように、入院前から多職種と連携しながら支援させていただきます。

注1）　病名等は、現時点で考えられるものであり、今後検査等を進めていくにしたがって変わり得るものです。
注2）　☑Ⅰ　☐Ⅱ　（病院記入欄）

患者／家族署名欄（　　　　　　）

説明者　看護師　（　　　　　　）

入退院センター　→　病棟　→　病棟会計　→　スキャナーセンター

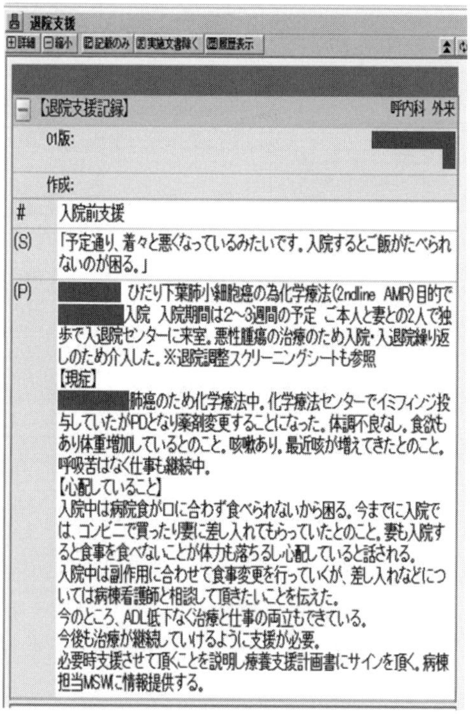

退院支援

⊞詳細　⊟縮小　記記載のみ　実実施文書除く　履履歴表示

【退院支援記録】　呼内科　外来

01版：[redacted]

作成：

#	入院前支援
(S)	「予定通り、着々と悪くなっているみたいです。入院するとご飯がたべられないのが困る。」
(P)	[redacted] ひだり下葉肺小細胞癌の為化学療法(2ndline AMR)目的で[redacted]入院 入院期間は2～3週間の予定 ご本人と妻との2人で独歩で入退院センターに来室。悪性腫瘍の治療のため入院・入退院繰り返しのため介入した。※退院調整スクリーニングシートも参照 【現症】 [redacted]肺癌のため化学療法中。化学療法センターでイミフィンジ投与していたがPDとなり薬剤変更することになった。体調不良なし。食欲もあり体重増加しているとのこと。咳嗽あり。最近咳が増えてきたとのこと。呼吸苦はなく仕事も継続中。 【心配していること】 入院中は病院食が口に合わず食べられないから困る。今までに入院では、コンビニで買ったり妻に差し入れてもらっていたとのこと。妻も入院すると食事を食べないことが体力も落ちるし心配していると話される。 入院中は副作用に合わせて食事変更を行っていくが、差し入れなどについては病棟看護師と相談して頂きたいことを伝えた。 今のところ、ADL低下なく治療と仕事の両立もできている。 今後も治療が継続していけるように支援が必要。 必要時支援させて頂くことを説明し療養支援計画書にサインを頂く。病棟担当MSWに情報提供する。

図３　**入院前支援看護師による療養支援計画書の記入例と記録の実際**

❸ 工夫していること

現状、入退院センターが個室対応ではないため、患者の状況や混雑状況を鑑み、入退院センター以外の個室が利用できる場合は場所を移動して対応している。これにより、待ち時間の短縮やプライバシー保護、話しやすい場での対応につながっている。

外来との調整がつく場合は、検査等の待ち時間を利用して聴取している。

患者・家族双方の思いを聞くが、病名・予後等については、そのときの患者・家族の気持ちに寄り添いながら聴取している。

繰り返して入院する患者については同じ看護師が介入することで信頼関係を構築し、情報収集時間や介入時間の短縮をしている。

問題症例は、病棟師長、薬剤師、リハビリテーション技師、退院支援看護師、MSW に直接説明し、伝えるようにしている。

看護師の経験値によって聞き取り内容に差がないよう、整形外科・外科・内分泌科・脳神経外科対応の聞き取り用テンプレートを作成している。今後、診療科を拡大していく予定である。

入院前支援看護師の認知度を高めるために、2021 年より全看護師に向けて、『入退院センターだより』を年 3 回発行してアピールしている。

❹ 課題

個室環境が取れていないため、聴取環境が整備されていない。

入院前支援看護師の人数が少ないため、現状介入数は 100〜130 件 / 月にとどまっており、患者パスの説明も整形外科と呼吸器外科のみである。全予定入院患者に対して入院前支援看護師の役割を担えるよう、看護師の増員を要望していく必要がある。また、患者・家族が安心して入院・治療に取り組めるように、外来看護師と入院前支援看護師の連携を密にしていく必要がある。

外来・検査後で疲れている患者も多いため、待ち時間に介入ができるよう外来看護師との調整が必要である。

入院前支援看護師の的確なアセスメント力、看護の質の向上が必要である。

外来看護師からの退院調整スクリーニングシートの入力が少ないことも課題である。

「入退院支援加算」要件算定上の工夫と課題

当院では入退院支援加算の 1・3 を算定しており、2022 年は 6,744 件であった。

❶ 工夫していること

入院前より入院前支援看護師がカルテから情報を取り、アセスメントを行ったうえで患者・家族と面談し介入を行っている。これらの情報は、退院調整スクリーニングシートや療養支援計画書、電子カルテ内に記録し、MSW や病棟看護師へ情報が伝わるようにしている。

また、すべての病棟において週 1 回、病棟看護師、MSW または退院支援看護師、リハビリスタッフなど多職種をまじえ、退院調整過程における課題や現状（ADL、医療的ケア、社会背景など）を共有し、各職種が何を行うのか役割分担する場を設けている。話し合った内容は「退院調整カンファレンス」と題してカルテ上に記載し、退院調整の過程が誰でも確認できるようにしている。昨年度からは共通の内容を入力できるようにフォームを作成し、入力作業の効率化と看護師業務の負担軽減を図っている。

2020～2021 年度は新型コロナウイルス感染症の影響で本来の病床運営ができず、受診患者が急激に減少し、入退院支援加算の算定件数も伸びなかった。2022 年度は患者数の増加に伴い入退院支援加算は 2021 年度を上回ることとなった（図 4、5）。

今後も引き続き患者のスクリーニングを行い、必要な患者に支援が届くよう調整していきたい。

❷ 課題

退院困難な患者の抽出のため、退院調整スクリーニングシートを入院日から 3 日以内に病棟看護師が記載することとなっている。介入基準に関しては、退院調整スクリーニングシートの退院困難な要因に 1 つでもチェックがつく場合としているが、検査等の短期入院や本人家族の状況から介入しないケースもあることが課題である。

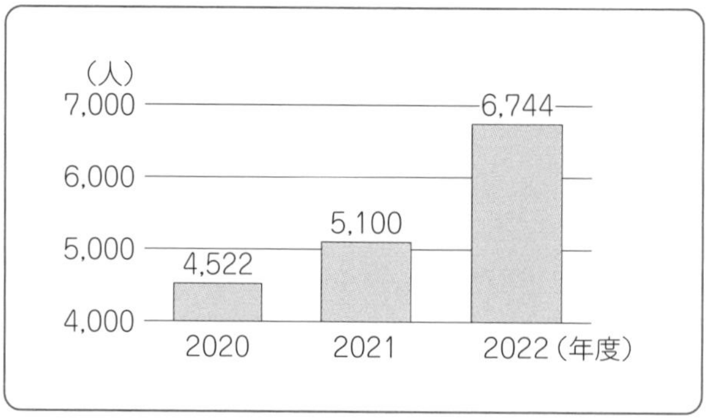

図 4　入退院支援加算数の推移（入退院支援加算 I）

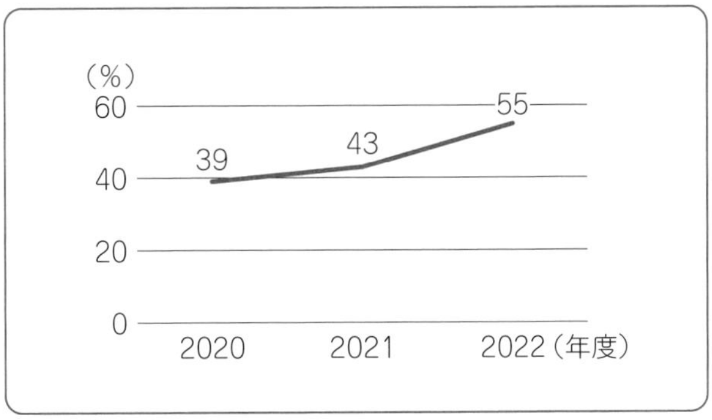

図５　入退院支援加算算定率の推移

「退院時共同指導料」要件算定上の工夫と課題

❶ 工夫していること

医療的ケアが必要な患者にとって、自宅でのケアを継続していくうえで在宅医や訪問看護との情報共有は必要である。そのため、患者・家族が安心して在宅医療に移行できるよう退院前カンファレンスを実施している。退院後にかかわるスタッフと患者・家族の顔の見える関係づくりの場となるよう出席者の日程調整を行っている。

新型コロナウイルス感染症対策やICT活用の観点から、2021年度介護報酬改定ではオンラインの活用も認められるようになった。オンライン環境の整備に時間を要したが、オンラインでの開催を取り入れることで急な退院や遠方事業所との情報共有が可能となり、患者の状況や療養上の指示および指導内容の共有が可能となった（図6）。

❷ 課題

退院決定から退院までの短い期間で、多職種、他機関の日程調整に難航することも多い。在院日数が短くなっている中で、患者の治療経過に合わせて医師や看護師はじめ多職種との情報共有を密にし、先を見据えた調整をすることが必要となっている。退院前カンファレンスで今後かかわる多職種が参加し看護と介護との連携ができるよう、予測を立て調整を行うよう努めていきたい。

看護連携（外来、病棟）情報連携の工夫と課題

❶ 工夫していること

入院予約が決定した場合、外来で得た情報を外来看護師が退院調整スクリーニングシートに入力している。入退院センターで入院前支援看護師が情報収集した

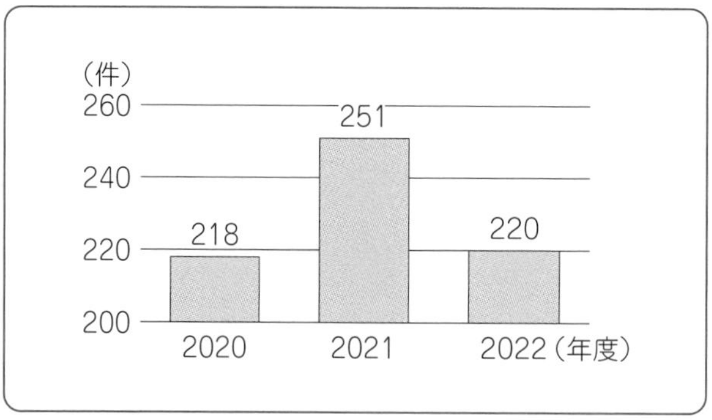

図６　退院時共同指導料算定数の推移

ときも、得た情報を入力することで、入院時に情報を集約することが可能となった。

❷ 課題

以前は外来看護師が用紙に必要な情報を記入し情報共有をしていたが、現在は電子カルテにある退院調整スクリーニングシートに入力することで情報共有することが可能となった。しかし、多忙な外来業務の中でタイムリーに情報を入力することは難しいことも多い。

このシートを有効に活用すること、入力が難しいときは口頭で伝達するなど、患者の入退院調整に活かせるよう外来看護師との連携を強化することが課題である。

PFMによる病院経営上のメリットと課題（多職種連携）

❶ 工夫していること

2017年6月から、入退院センターに情報収集看護師（現在の入院前支援看護師）として3名が配置され開始した。開始当初は、聴取時間が確保できず介入できない患者も多くいたが、2020年度、2021年度はコロナ禍により入院患者数が減少したため、大きな伸びはなかった。現在は入院前支援看護師が3名から4名に増員したことや、遅番業務を開始したことで17時15分以降の対応が可能になり、介入件数は年間1,500件を超えるようになった（図7）。

入院前に退院調整スクリーニングシートの入力や緊急連絡先等、必要な情報が入力されているため、入院後の記録の短縮化にもつながっていると考えられる。また、開始当初不在であった管理栄養士が配属となったことで栄養指導対象者への早期介入ができるようになり、入院前から栄養に関する相談や指導につなげることが可能となった。

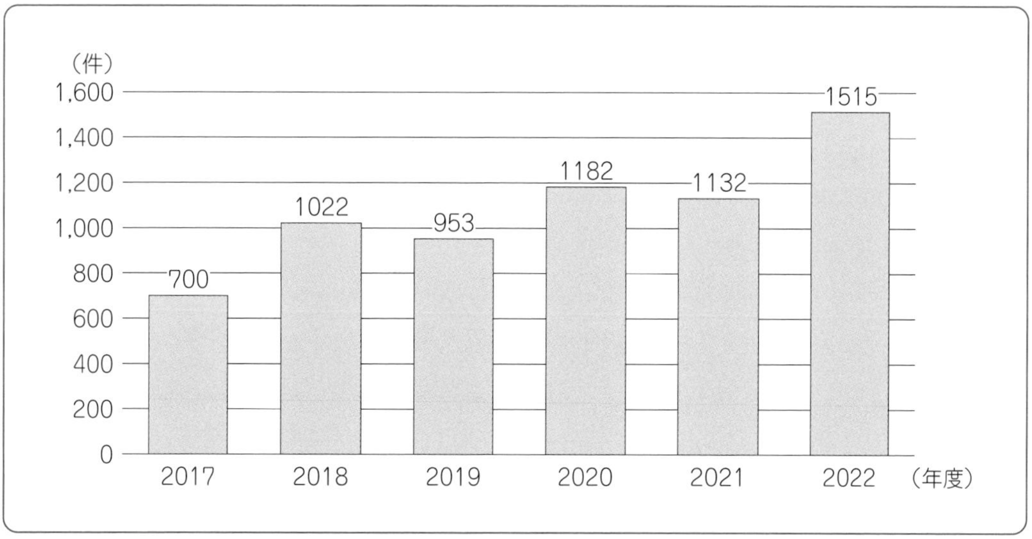

図 7　入院前支援看護師による介入件数の推移

入院前支援看護師が介入することで、退院調整困難者の早期の発見と介入が可能となり、平均在院日数の短縮化の要因の１つとなっている。

❷ 課題

当院の新規入院患者数は月に約 1,000 名であり、そのうち 46.4％が入院予定患者である。入院前支援看護師が患者１人の面談時間の６割を薬剤確認に費やしていることが判明した。その要因として患者が服薬している薬は年々複雑化していること、入退院センターに薬剤師が常在していないこと、入院前に薬剤師が持参薬をチェックするシステムがないことが挙げられた。そこで、「患者入院時薬剤確認に関するワーキング」を立ち上げ、一部診療科から薬剤師の介入を試験的に開始している。

栄養科と薬剤部との連携が徐々にできるようになってきたが、多職種連携としてさらに拡大していく必要がある。入院前から安心・安全に治療を受けることができ、円滑な在宅ケアへの移行を促すことは在院日数のさらなる短縮につながる。そのためにも、外来看護師を含めた多職種連携や地域との連携も強化していかなければならないと考えている。

スタッフ教育

❶ 退院支援委員会

退院支援委員会は、以下の２つの目的で開催している。

①当院の退院支援システムに沿い、地域包括ケアシステムを理解し、その人の生

活をつなげる退院支援を行う。

②入院患者が適切な期間に適切な医療を受け、退院後も安心して安全な療養ができるように支援する。

院内のMSWには役割や制度について、訪問看護師には訪問看護について委員会でミニレクチャーを実施している。専門的な知識の獲得や地域とのつながりを学んでもらい病棟へ伝達をしている。また、病院のシステムとしての運用方法や必要な入力の漏れがないかを確認してもらい、確実な算定ができるよう自部署で確認をしている。退院支援委員は、部署の責任者と1年間の目標を立てて活動をしている（表2）。

表2　退院支援委員会における教育計画

	計画	具体的行動
5月	●年間目標・計画	●自己紹介・年間計画説明・委員の役割・活動発表 ●MSWの役割など（MSW） ●院内の退院支援に関連した加算について（MSW）
6月	●監査用紙、監査方法について確認 ●在宅指導マニュアル修正開始	●在宅指導マニュアルの修正について ●退院調整カンファレンスの開催方法について ●GW（各部署の年間目標発表）
7月	●監査用紙、方法について最終確認	●介護保険について（MSW） ●記録監査について説明（主任）
8月	●事例検討	●両立支援について（MSW） ●入院前支援看護師について（入院前支援看護師） ●GW（各部署の退院困難事例について）
9月	●記録監査結果について・評価	●訪問看護出向事業について（出向者） ●当院の訪問看護について（訪問看護師長） ●GW（監査結果について）
10月	●中間評価	●外来との連携について（外来看護師） ●在宅指導マニュアルの提出・確認 ●GW（部署の中間評価）
11月	●記録監査方法について最終確認 ●事例検討	●記録監査について説明（主任） ●GW（各部署の退院困難事例について）
12月	●活動年間評価	●成年後見制度について（MSW） ●GW（院内の連携について）

1～3月は、2回実施した記録監査のまとめ、活動評価、次年度への課題等を検討している。

■課題

部署によって、退院支援への関心の差が算定件数に影響している。病棟の師長や委員１人が頑張るのではなく病棟全体として、なぜ退院支援が必要なのかというような基本的な知識の習得だけで１年間が過ぎてしまわないように活動内容を考えていく必要がある。

❷ 退院支援院内認定養成コース

退院支援院内認定養成コースは、以下の２つのねらいのもとに実施している。

①社会の動向や地域医療連携システムを把握し円滑な退院支援ができる。

②病院から在宅に向けて自部署の入院患者の退院支援過程に責任を持つ看護師を育成する。

退院支援看護師、MSW、訪問看護の同行実習、入院前支援看護師の聞き取りの見学、退院支援過程のグループワークなどを実施し、自部署の退院支援の質の向上を目指し、退院支援認定看護師としての役割を担うことを期待している（表3）。

■課題

退院支援の院内認定を取得した看護師が委員会メンバーとなることが望ましいが、現状は全部署ではないため院内認定者の役割が不十分である。今後は、退院支援院内認定養成コースの内容の検討とその活動方法が課題と考えている。

表3　退院支援院内認定養成コースの日程と内容

	日時・場所	方法	テーマ・内容	担当者（講師）
1回	5月12日（金） 17:30〜18:30 2階講堂	講義	●退院支援にかかわる社会情勢・政策について ●地域包括支援センターについて ●病院と行政の活用と援助について	医療支援センター担当部長
2回	6月9日（金） 17:30〜18:30 2階講堂	講義	●相談援助者の職種と役割 ●社会資源の活用と援助について	MSW
3回	7月14日（金） 17:30〜18:30 2階講堂	講義	●訪問看護の役割について ●「訪問看護の実際」	訪問看護師長
4回	9月8日（金） 17:30〜18:30 2階講堂	講義	●急性期病院における退院支援をする看護師の役割について	入退院在宅支援室外来看護師
5回	10月20日（金） 14:00〜17:00 2階講堂	GW	●「退院支援過程」 ・事例展開、グループワーク「看護師の役割と課題を明確にする」（退院支援家庭の事例を持参し発表をする）（事前に資料配付予定） ・1事例について退院支援家庭を展開する	入退院在宅支援室看護師。ファシリテーター2名（院内認定看護師）
6回	11月10日（金） 17:30〜18:30 2階講堂	認定試験	●退院支援院内認定試験	
その他		実習・研修	①退院支援看護師同行実習（1日） ②訪問看護実習（1日） ③「地域医療と介護・福祉をつなぐ会」「在宅医療部会」などへの参加（1回）	①入退院在宅支援室 ②訪問看護係 ③地域医療連携室、入退院在宅支援室　ほか

【執筆】

医療支援センター担当部長兼入退院在宅支援室長（助産師）　**佐野夕子**

入退院在宅支援係長（看護師）　**山本和枝**

入退院在宅支援係（入院前支援看護師）　**小田巻文香**

入退院支援係（社会福祉士）　**中山　瞳**

診療部参与（地域医療連携担当）、医療福祉連携士　**石神直之**

看護統括担当副院長 兼 看護部長　**達家好美**

3 山梨県立中央病院（山梨県甲府市）
「退院支援シート」で一貫したPFMの流れをつくる

POINT

● 診療報酬上の加算

入退院支援加算１　入院時支援加算１・２

● PFMでの課題解決テーマ

- 緊急入院患者へのPFM
- 継続看護
- 在院日数短縮

● 対策

- 外来と病棟の看護師の一元化
- 地域医療機関とのIT連携

施設紹介

■病院概要

- 病床数：644床（ICU等特殊病床、結核病床、第１種感染症病床、精神病床を含む）
- 標榜診療科：35科
- 病院機能：地域医療支援病院、高度救命救急センター、救急告示病院、基幹災害拠点病院、第１種感染症指定医療機関、総合周産期母子医療センター、臨床研修指定病院、他
- 入院患者数：13,953名　退院患者数：13,975名（2022年度）

■病院の特徴

- 山梨県における基幹病院として、県民の需要に基づき医学・医術の進歩に対応した適正な医療を供給するとともに、救命救急医療をはじめ公的医療機関でなければ対応困難な高度・特殊・先駆的医療を実施している
- 信頼される質の高い医療を提供し、誰もがいきいきと暮らせる地域社会づくりに貢献する

■患者支援センター

- 看護師23名、社会福祉士４名、保健師１名、精神保健福祉士２名、事務４名、医師４名

■入退院支援加算１　入院時支援加算１・２

Ⅰ　入退院支援の流れと患者支援センターの役割

当院の入退院支援は、患者支援センターを中心として行われている。その組織図と対象患者は図1、表1に示したとおりである。当院の PFM の流れを図2に示し、以下に各科の役割を紹介する。

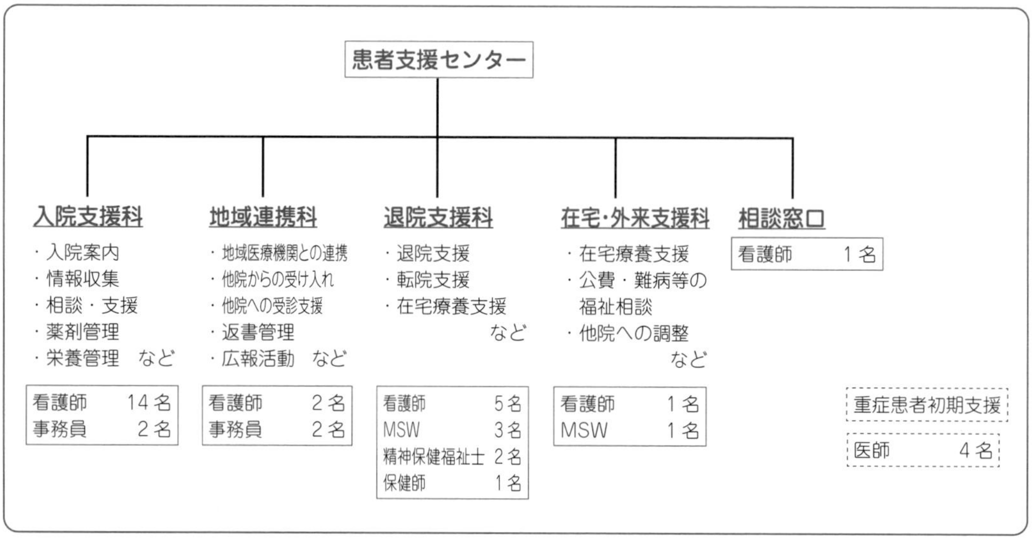

図1　患者支援センター組織図

表1　患者支援センター対象患者

・入院支援科：予定入院患者
・退院支援科：退院支援スクリーニングの退院支援ありの対象患者
　＊退院後の療養生活の支援や転院調整等が必要な患者
　2022年度対象患者 n＝4,580
・在宅・外来支援科：在宅療養および外来通院患者（県民、地域住民等）
・地域連携科：地域医療機関入院患者および外来患者等
・相談窓口：入院・外来患者（家族）

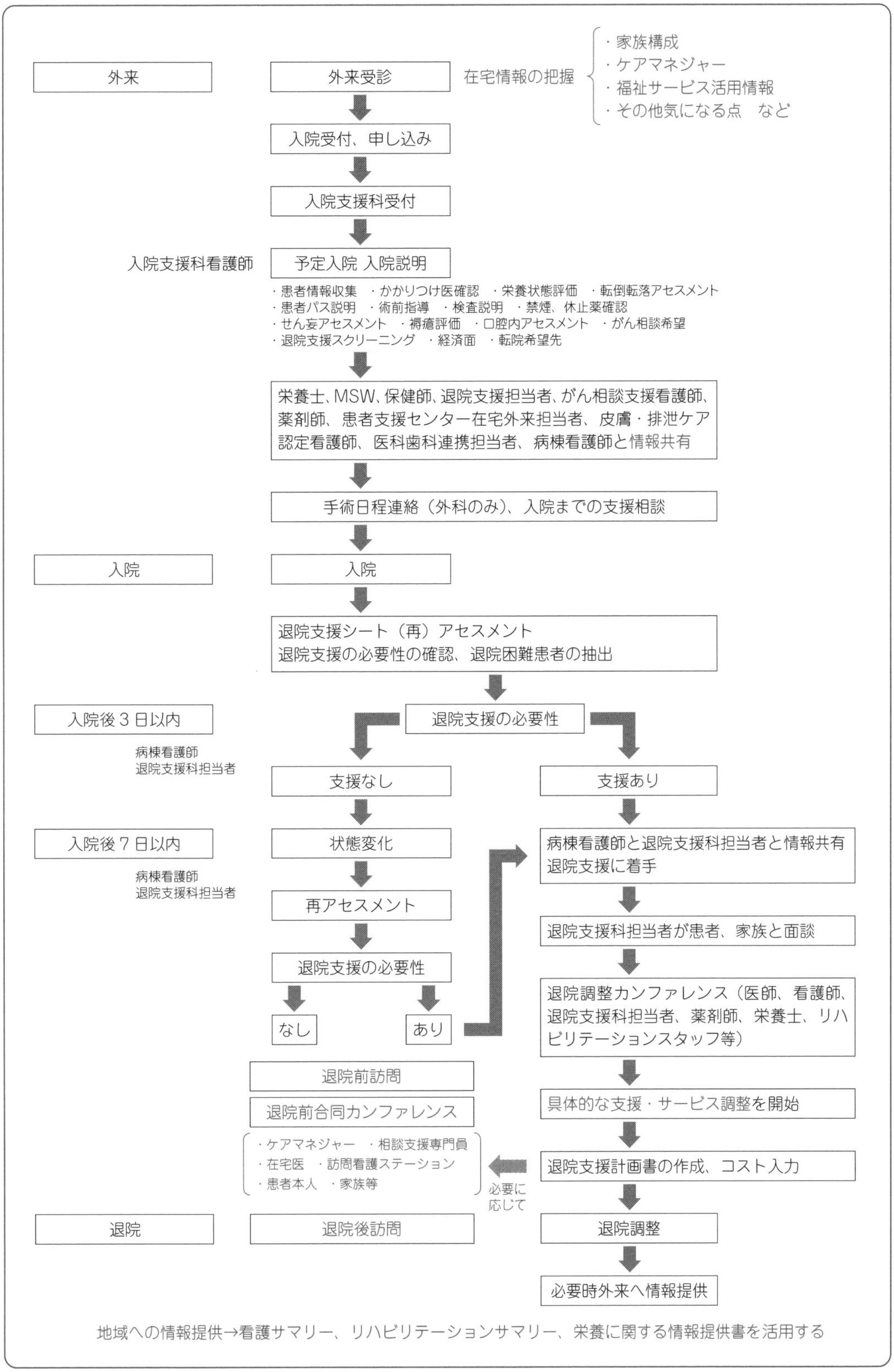

図２　当院の PFM の流れ

❶ 患者支援センター部門ごとの役割

1）入院支援科

入院が決定した時点から患者や家族が安心して入院準備ができるよう、入院前後のスケジュールや入院準備に関する事項について説明する。同時に、退院後の生活を見据えて面談を行うことにより、早期に社会復帰できるような支援を行う。患者や家族から得られた情報をもとにアセスメントを実施する。

身体的・精神的・社会的な支援課題を早期に把握し、多職種と連携することで患者中心の医療の提供、トータル・サポートの役割を担う。

2）地域連携科

地域医療支援病院としての役割が果たせるよう、病病連携・病診連携の強化を図る。県民の医療を支える県立病院として、医師会・地域との連携の窓口となる。これは以下の科も同様である。

3）退院支援科

急性期病院としての役割が果たせるよう、入院患者への退院調整を行い早期退院につなげる。社会資源の活用を推進し、患者の治療・療養支援を行う。

4）在宅外来支援科

外来患者への他院への調整や、患者・家族の思いに沿いながら在宅療養支援を外来、地域と連携し実施する。

5）患者相談窓口

患者・家族が安心して医療・福祉支援が受けられるよう相談対応を行う。

Ⅱ　取り組みの概要

❶ 入院時支援加算

入院が決定した際には、患者支援センターの入院支援科において、以下の項目説明や確認、指導、評価等を看護師が実施している。また、表２に示した入院時支援加算の要件項目（ア）～（ク）に対して確認や評価を実施している。

❷ 入院時支援加算算定方法

当院では１人１人に退院支援シートを作成し、入院時支援加算の対象となる患者には、入院支援科で説明および評価実施した時点で、退院支援シートの入院時

表2　入院時支援加算の要件項目　　（ア）～（ク）は入院時支援加算の要件項目

入院日・時間説明	体調チェックについて	入院の必要物品説明
IC 時、手術日の家族来院の説明	かかりつけ医 かかりつけ歯科医確認	呼吸指導（全身麻酔患者）
コーチⅡ指導（開胸手術）	禁煙指導	歯科受診の説明
即日会計 支払いについて説明	入退院に関する不安等への確認	がんサポート体制の説明
転倒転落アセスメント	せん妄ハイリスクアセスメント	
データベース確認入力 身体的・社会的・精神的背景含めた患者情報把握（**ア**）	介護保険サービス 福祉サービスの確認（**イ**）	褥瘡危険因子アセスメント（ウ）[*1]
栄養アセスメント（**エ**）[*2]	内服薬の確認（**オ**）[*3]	退院支援スクリーニング 退院困難な要件の有無の評価（**カ**）
パス説明（**キ**）	入院生活説明（**ク**）	

＊1　褥瘡危険因子アセスメントについて、以下の患者に対しては入院説明当日に皮膚・排泄ケア認定看護師が介入
・褥瘡があり、処置などの対応状況が不十分な場合
・皮膚科診察や処置，保湿剤などの処方が必要な場合
＊2　栄養アセスメント（Subjective Global Assessment：SGA）
・SGA シートの判定がC 以上の場合、入院説明当日に栄養士へ連絡し介入
・栄養士の介入は、予定消化器手術患者や栄養、食事等でリスク要因がある患者へも入院説明時に実施
＊3　内服薬の確認
・休薬の必要がある場合には、薬剤師に連絡し入院説明時に休薬説明と指導を実施

支援加算1、入院時支援加算2のチェック項目を確認している。その後、患者が入院したら、各病棟の退院支援科担当者が退院支援の必要が「あり」の場合は着手し、加算算定時に合わせて入院時支援加算を算定している。加算算定チェックは月の中間と月初めで入院支援科、退院支援科双方で確認し、正しく加算が取得できるよう努めている。

③ 退院支援シート

退院支援シートは以下の4ページで構成されている。

1. スクリーニングシート（図3）

基本情報や本人のADL、生活状況、在宅サービスの利用状況、支援の有無のスクリーニングである項目①～⑲がチェックできるようになっている。いずれかの項目にチェックが入れば退院支援の必要性「あり」となり、入院後も介入が継続できるしくみである。また、入院時支援加算1・2が算定できる場合にはチェ

ックができる仕組みとなっている。

1）入院前

予定入院の場合は、入院支援科または外来で退院支援シートを作成、即日入院の場合は外来で作成する（夜間・休日・時間外の緊急入院は病棟看護師が作成）。

「支援あり」の場合は、退院支援科担当者へ情報提供し、退院支援科担当者は患者・家族と面談する。シート作成前の外来在宅調整については医療相談登録記録に記載する。

2）入院時

退院支援シートの空欄に入力し、情報を更新する。「支援あり」となった患者については、以下のことを実施する。

［入院３日以内］

・病棟看護師と退院支援科担当者でスクリーニングを実施する。

［入院７日以内］

・病棟看護師と退院支援科担当者が「支援あり」となった患者の退院支援に着手する。

・退院支援科担当者が患者・家族と面談を実施する。

・退院調整カンファレンスを実施する（医師、看護師、退院支援科担当者、薬剤

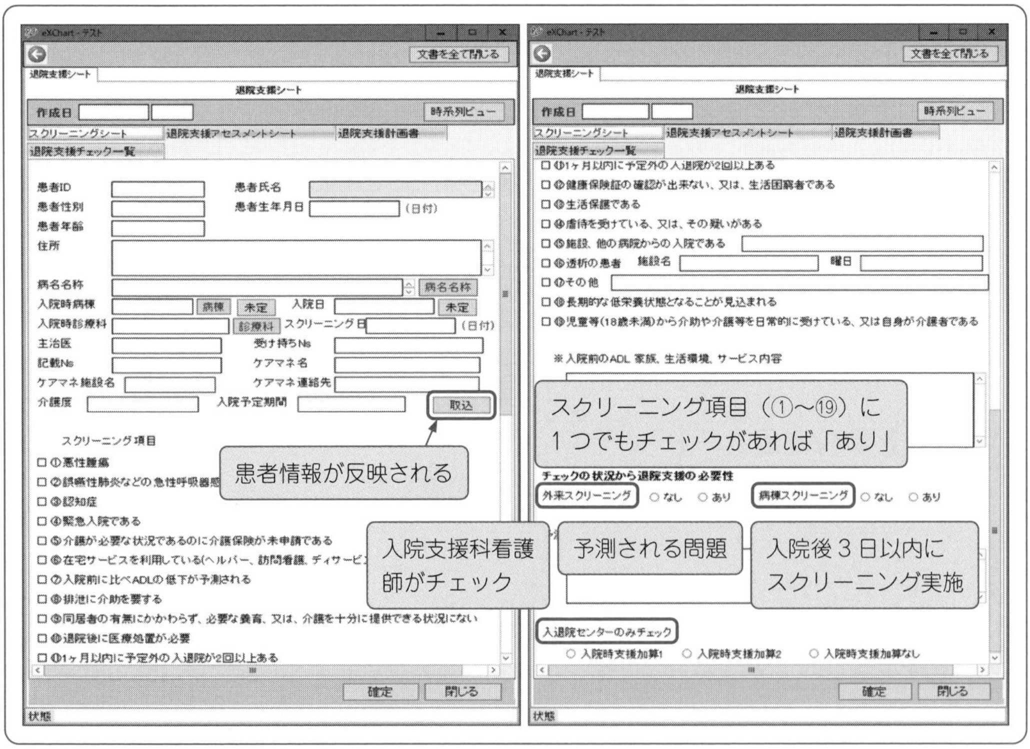

図３　スクリーニングシート

師、栄養士、リハビリテーションスタッフ等、多職種の参加)。
・状態変化時は、病棟看護師と退院支援科担当者が再度スクリーニングを実施する。

2. 退院アセスメントシート（図 4）

加算要件となる着手日、カンファレンス日、面談日を記載し、患者・家族の思い、退院支援の流れや経過、カンファレンス内容、今後の方向性や予測されること等を記載し、全スタッフが共有できる仕組みとなっている。

①医療管理上の情報

・入院目的や病態、医師の治療目標・計画、今後の予測

②患者・家族の思い

・本人や患者の理解、告知状況、受け入れ状況：「どう生活したいか」「どう生きたいか」「どこで看取りたいか」

・退院後の医療管理のポイント、管理能力、本人・家族の役割

③生活・介護上の情報

・入院前の生活状況や ADL（日常生活動作）/IADL（手段的日常生活動作）を確認し、今後の変化を予測する。24 時間単位での生活パターンの把握、趣味や娯楽、生きがい

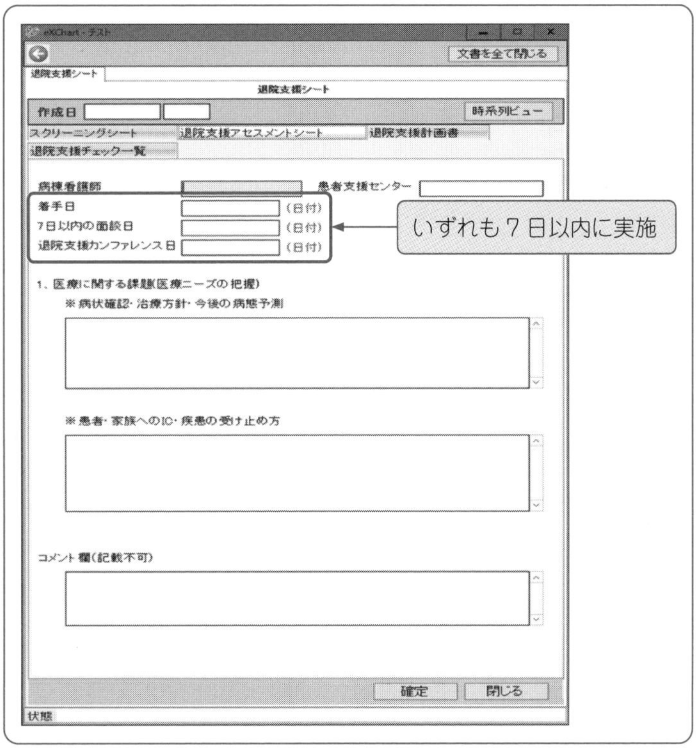

図 4　**退院アセスメントシート**

・家族状況・介護体制：家族の健康や生活状況からどこまでサポートが可能なのかを予測する。
・入院前の環境：在宅環境（家屋）や利用中の在宅サービスの内容・利用状況

3. 退院支援計画書（図5）

退院支援が必要な理由、退院にかかわる課題、退院に向けた目標、支援概要、予測される退院先、予測されるサービスなどについて計画書をもとに患者・家族に説明し、支援を実施する。

①作成からコスト入力まで患者支援センター退院支援科専任者が行う。
②着手日から作成を開始し、患者や家族と検討・共有した退院計画について退院支援シート内に入力する。
③印刷した退院支援計画書に病棟師長が署名し、退院支援専従者が押印する。
④本人・家族へ説明、名前（続柄）を記載してもらう。
⑤署名後の計画書は、電子カルテ上に取り込み（スキャン）を行う。
⑥スキャン後、入退院支援加算1を入力する（入退院支援加算1を算定した患者で入院時支援加算ありの場合はコスト入力する）。
⑦本人または家族へ退院支援計画書を返却する。

4. 退院支援チェック一覧（図6）

退院支援のチェック一覧であり、最終的にどのような支援を実施したか、どこと連携を図ったかなど詳細を記載する。

4 入退院支援加算

1. 入退院支援加算算定上の工夫と課題

入院前（予定入院）または緊急入院時に実施した患者のスクリーニングシートより、退院支援の必要性「あり」で、着手・支援を実施した患者を加算対象として算定している。加算算定対象患者を以下に示す。

・自宅退院患者で在宅療養支援を実施した場合
・転院の調整支援を実施した場合
・悪性腫瘍でパスを利用し退院後の療養指導を実施した場合

当院では、約400件/月が加算算定の対象となっているが、今後、同等規模の病院の実態について調査を実施し、課題抽出と対策を検討している。

退院支援担当者は、看護師、社会福祉士、保健師で構成されており、それぞれが2つの病棟を担当している。また、ペアを組み、担当者不在時には副担当として介入できるような体制をとっている。患者のフィジカルアセスメントや病態および状況に合わせた支援や調整は看護師が中心となり、また、社会福祉制度など

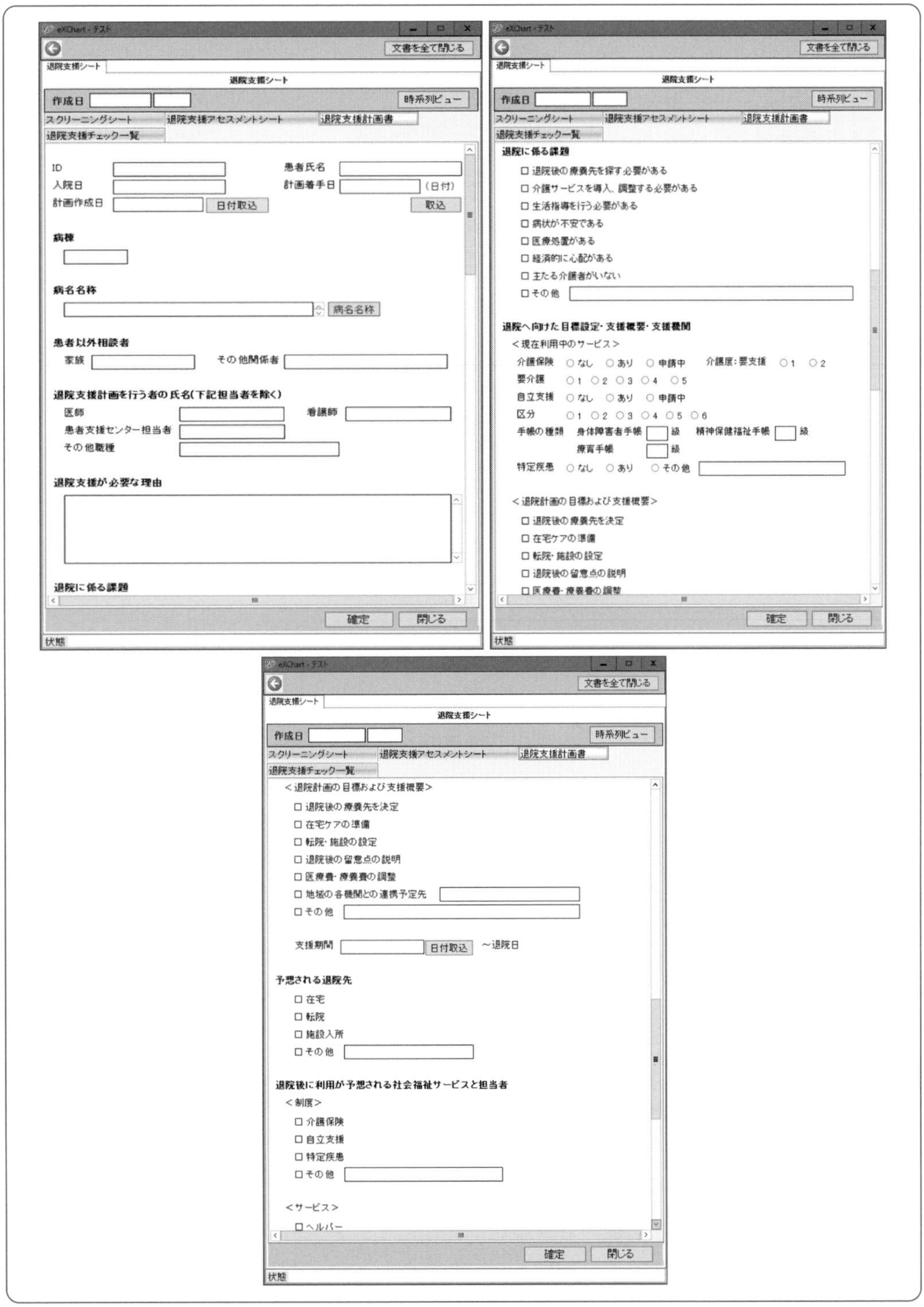

図５　退院支援計画書

退院支援科担当者が、作成からコスト入力まで実施する。

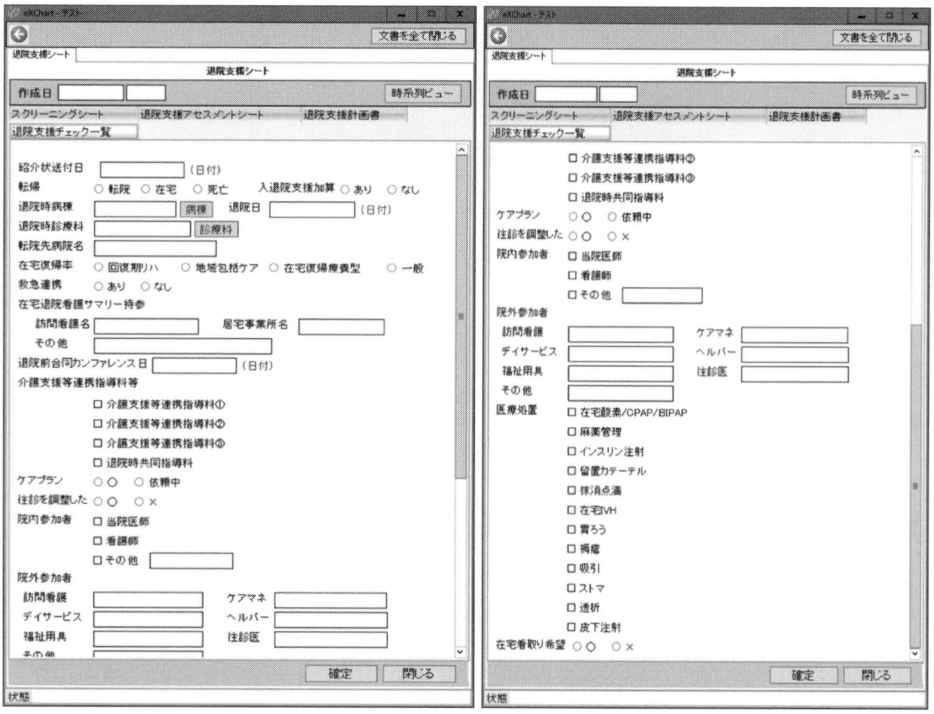

図６　**退院支援チェック一覧**

退院支援科担当者が記載する。

の調整は社会福祉士が対応している。今後、配置人員の増加が可能となれば、看護師と社会福祉士のペアリングで退院支援が可能となる。そうなると、互いの高い専門性が即座に発揮できる体制が整い、より質の高い退院支援が実践できると考えられる。

2. 多職種連携（栄養士、薬剤師）情報連携の工夫と課題

・薬剤師：入院前・入院時、持参薬や中止薬の確認、薬剤指導、定期処方確認等を実施。

・栄養士：栄養指導実施、外来・入院患者の栄養管理。

3. 看護連携（外来、病棟）情報連携の工夫と課題

当院は、外来と病棟の看護師を一元化している。外来から入院、退院後の通院における患者の状況が看護師の一元化により把握できる体制が整っており、患者支援に好循環となっている。また、入院支援科の看護師が入院前の入院説明時に患者の不安などをキャッチし早期に介入している。さらに、外来において支援が必要な患者に対しては、外来看護師より患者支援センタースタッフに情報が提供され、早期介入が行われている。

シームレスな連携が可能となるよう、2023年度に患者支援センターの組織改革を行い、新たに「在宅・外来支援科」を新設し、看護師を配置した。このことで、外来通院している患者への支援が強化された。在宅・外来支援科看護師は、必要時に外来通院患者の外来同席や面談を行い、訪問看護師や地域関係者との調整や在宅環境調整、医師との調整など必要な支援を実施している。

4. PFMによる病院経営上のメリットと課題

入院前より退院スクリーニングシートを評価し必要な調整や支援を実施する。また、多職種連携により早期の患者支援が実施できている。このことは、在院日数短縮に影響し、病院経営上の収益に影響していると考えられる。

現在、高齢者機能評価の導入についてプロジェクトチームが準備を進めており、患者の健康増進や機能維持、フレイル予防の効果が期待され、ひいては在院日数短縮による収益にもつながる取り組みと考えられる。

5. その他：退院前後訪問、ITを活用した転院調整

医療ニーズが高い患者が安心・安全に在宅療養に移行し、在宅療養を継続できるよう、2021年度より「退院前後訪問（退院前後訪問指導料）」を開始している。当院の退院患者の動向として、地域医療機関への転院が退院患者の11%に対し、在宅支援が必要な患者が21%を占めている。退院患者の転帰の動向を見ると、在宅支援を必要する患者が増加しており、新設した在宅・外来支援科の介入や「退院前後訪問」による在宅移行への支援を強化していく必要がある。

また、転院調整業務の負担軽減、効率化をサポートするクラウドサービスの導入についても準備を進めている。従来の転院調整業務と並行しながら新たなITを活用したクラウドサービスは、地域医療機関と同じツールを活用し円滑な連携が図れることが期待され、業務の効率化だけではなく、数年先の生産人口の減少への対策につながると考えられる。

地域支援病院、高度急性期病院におけるシームレスな地域連携の強化とPFMによる支援体制により、患者が安心して入院・治療が受けられるように、患者支援センターのメディカルスタッフが一丸となって取り組んでいる。スタッフは専門的スキルのさらなる向上と学術的データの蓄積による評価と分析を行いながら、患者へ心の込もった対応を実践していきたいと考えている。

【執筆】

患者支援センター長　**本田理恵**

副看護師長　**佐野和子**

4 福島県立医科大学附属病院（福島県福島市）
外来と病棟をつなぐ効果的な「入院前面談」を目指した取り組み

POINT

● 診療報酬上の加算

入退院支援加算１　入院時支援加算２

● PFMでの課題解決テーマ

・入院前面談看護師と病棟看護師による退院支援アセスメントの相違

・入院前からの支援が必要な患者の抽出

● 対策

・事例検討を通じた、アセスメントの共通理解

・外来での「入院前療養支援スクリーニング」の導入

施設紹介

■病院概要

・病床数：778床

・標榜診療科：39科

・入院患者数：約16,000人（2022年度）

・病院機能：特定機能病院、特定救急認定、高度救命救急センター指定（三次救急）、都道府県がん診療連携拠点病院、福島県エイズ治療中核拠点病院、肝疾患診療連携拠点病院、災害拠点病院、高度被ばく医療支援センター、原子力災害医療・総合支援センター指定、他

■病院の特徴

・県内唯一の特定機能病院として、高度な医療を提供するとともに、地域連携・入退院支援等の患者サポート体制を強化し、県民が安心して生活ができることを目指している

■患者サポートセンター

医師（部長）１名、看護師13名、社会福祉士８名、精神保健福祉士２名、事務７名、その他　（令和６年２月現在）

■入退院支援加算１　入院時支援加算２

I　患者サポートセンター誕生・稼動の経緯

当院では、2005年から病病・病診連携部門を設置し、受診予約や転入院の支援を行うとともに、退院後の療養生活に関する支援を行ってきた。その後、地域連携部として地域との連携業務、退院支援業務を強化してきた。2014年から病床管理一元化、外来部門での入院前面談を開始し、2017年に全診療科に拡大している。さらに、PFMシステム機能を充実させるために、同年、病床管理、外来での入院前面談を行う入院前支援、地域連携部、医療相談室を「患者サポートセンター」として統合した。現在の組織を図1に示す。

患者サポートセンターは、3つの目標（表1）を掲げており、「患者さんがい

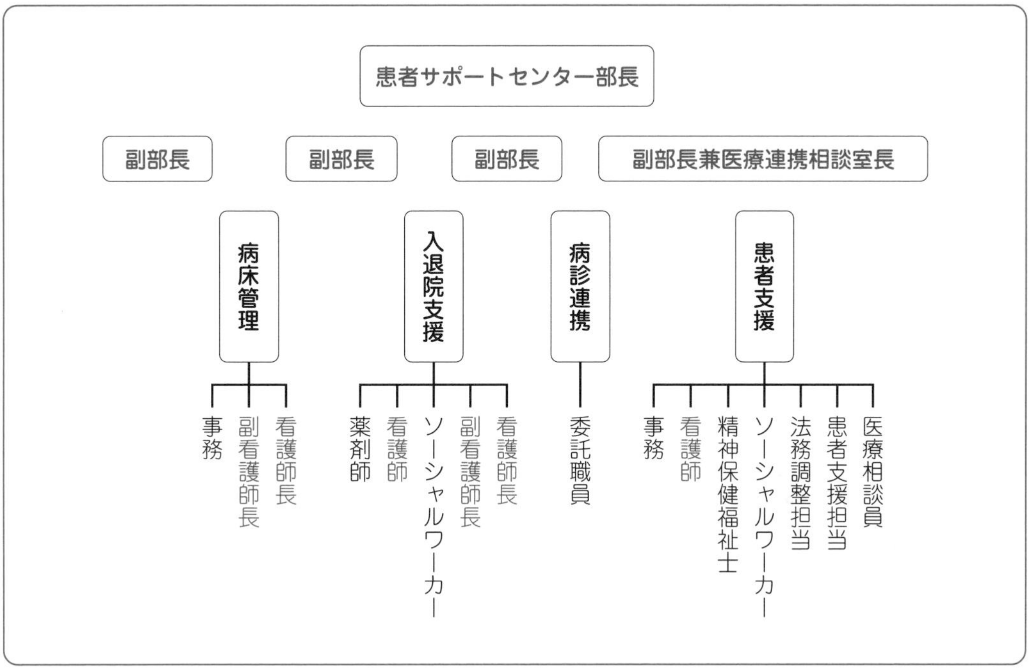

図1　**患者サポートセンターの組織図**

表1　**患者サポートセンターの目標**

1. 患者さんがいつでも最新最良の医療、継続性のある適切な医療を受けることができ、安心して療養生活を過ごしていただくために、地域の医療機関との連携を図ります
2. 高度で専門的名医療を提供する特定機能病院として、地域の医療機関から専門医としての知識や高度な検査・治療あるいは入院を必要とする患者さんをご紹介いただき、患者さんにとって親切でよい医療を提供できるよう努力します
3. 当院と地域の医療機関との連携を密にすることにより、それぞれの持つ機能をより効率的に分担・運用し、地域の医療水準の向上に貢献できるよう努力します

つでも最新最良の医療、継続性のある適切な医療を受けることができ、安心して療養生活を過ごしていただくために、地域の医療機関との連携を図る」ための役割を担う入退院支援部門となっている。

❶ 入退院支援の取り組み開始

入退院支援開始時は退院支援を中心として進めてきたが、課題としては、院内に入退院の情報集約と運用システムがないこと、入院前の説明と情報収集が不十分であることなどが挙げられた。そこで、入退院支援の改善を図るため、東海大学医学部付属病院のPFMシステムを学んで導入に取り組んだ。

目的として、①入退院一元化による効率的な病床管理を図り病床利用率を上げること、②早期退院支援による患者サービスの向上を図ることを掲げ、2014年から病床管理一元化、外来部門での入院前面談を導入し、入院前支援に着手した。入院前面談の対象者は、予定入院患者を対象とし、一部診療科（整形外科）から開始し、段階を経て2017年に全診療科に拡大した。

入院前面談での看護師の主な業務は、患者の情報収集、入院オリエンテーション、カルテ入力であり、外来看護師、病棟看護師の業務負担軽減を担う部分が大きかった。また、外来部門の入院前面談と地域連携部の退院支援は別部門として行われていたため、退院支援への連携体制は確立されていなかった。看護師は6人体制で行っていたが、患者数と業務量が増大して対応困難となり、入院前面談対象者を、①初回入院、②該当する診療科の入院から1年以上経過している患者に変更している。

❷ 患者サポートセンターへの統合

入院前から患者の入退院支援を円滑に行い、統合管理を目的としたPFM機能を目指し、2017年に病床管理、入院前支援、地域連携部（退院支援、前方連携、後方連携）、医療相談室を「患者サポートセンター」として統合した。平成30年度（2018年度）の診療報酬改定で「退院支援」が「入退院支援」に改められたことから、施設基準に準じた人員を配置し入退院支援加算1の算定を開始した。統合によって入退院支援部門が1つになり、入院前面談に専従していた看護師が退院支援にかかわることで、入院前面談での必要な情報収集や退院支援に対するアセスメントの視点を習得できる機会となった。入院前面談看護師と退院支援看護師、ソーシャルワーカーとのコミュニケーションが深まり、入院前から支援が必要と予測される患者を退院支援担当者へ連携していく意識が高まった。

Ⅱ　取り組みの実際

1　退院支援に関する加算の実績評価

2012 年から算定を開始した退院調整加算は、2018 年に入退院支援加算となった。その後、入退院支援加算の算定件数は増加傾向にあり、2022 年度は 3,000 件を目標としていたが、新型コロナウイルス感染症の影響で、入院患者数の減少や職員の感染などが要因となり、目標値に到達できなかった（図 2）。このような状況の中で、支援が必要な患者の抽出と支援を適切に行っていくことが加算算定件数の維持につながると考えた。病棟看護師や事務部門等の多職種の理解と協力が不可欠であるため、入退院支援加算 1 について、再度関係職員への説明を行い、加算算定件数の増加に取り組んだ（表 2）。

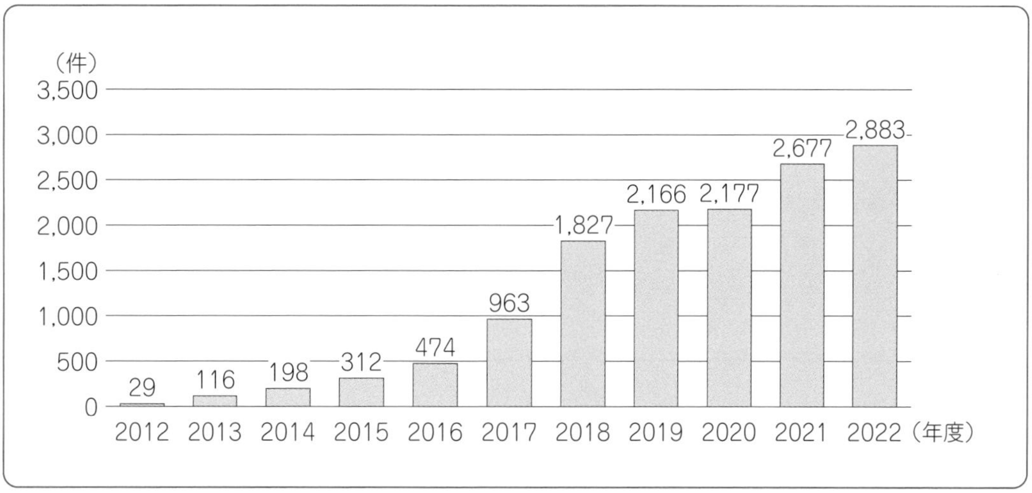

図 2　入退院支援に関する加算の推移

表 2　入退院支援加算 1 の算定要件と担当部署

算定要件	担当
3 日以内の抽出（退院支援介入依頼）	病棟
7 日以内の患者・家族との面談	患者サポートセンター
7 日以内の退院支援計画書着手	患者サポートセンター
7 日以内の退院支援カンファレンス開催	協働
退院支援計画書の作成	患者サポートセンター
退院支援計画書の患者・家族への説明と同意取得	病棟
退院支援計画書の取り込み	クラーク
加算オーダー入力	医療秘書

❷ 入院前支援の重視と入院時支援加算算定の取り組み

平成 30 年度（2018 年度）には、入院前からの支援の重要性から「入院時支援加算」が認められるようになり、2020 年 11 月から入院時支援加算 2 の算定を開始した（図 3）。入院前面談対象者の条件は変更せずに、入院時支援加算の要件である「ア：身体的・社会的・精神的背景を含めた患者サービスの把握」「イ：入院前に利用していた介護サービスまたは福祉サービスの把握」「オ：服用中の薬剤の確認（薬剤師）」「カ：退院困難な要件の有無の評価」「キ：入院中に行われる治療・検査の説明」「ク：入院生活の説明」の 6 項目を実施した。そして、入院前面談看護師が退院支援アセスメントを行い「療養支援計画書」を作成し、多職種と情報共有することで退院支援へつなぐ流れとした。

「ウ：褥瘡に関する危険因子の評価」は電子カルテシステムの運用ルール上、入院前に評価することができなかった。「エ：栄養状態の評価」は、栄養士との連携体制や評価内容の検討が進まず、実施に至らなかった。入院時支援加算 2 の算定にあたっては、退院支援の経験がない看護師もいたため、退院困難な要件の有無の評価に対し退院支援アセスメントの視点を習得するために看護師間で学習会を実施した。

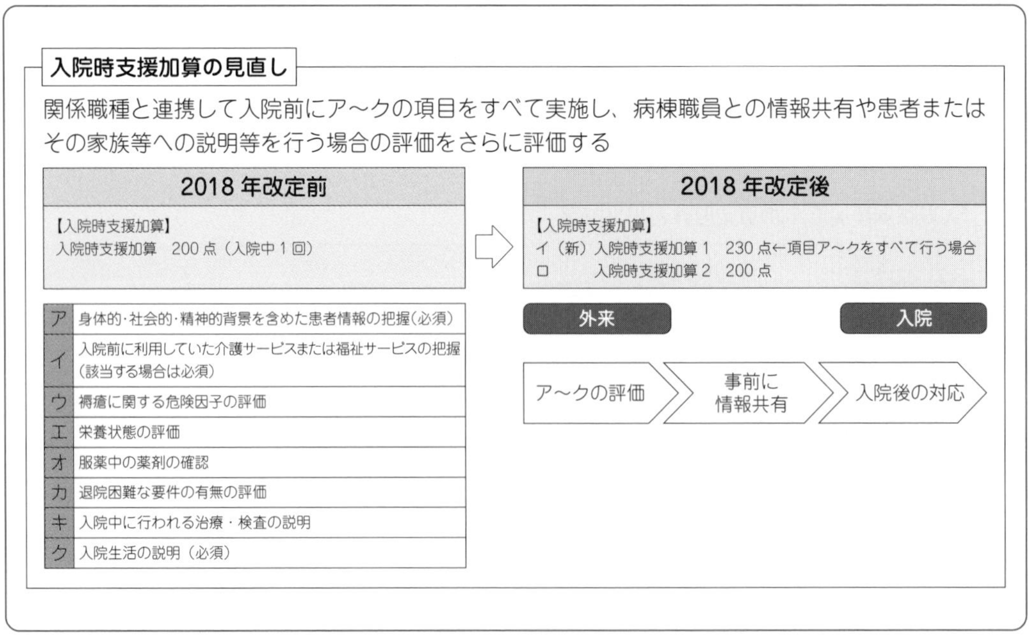

図 3　**入退院支援の取り組みの推進**

厚生労働省：令和 2 年度診療報酬改定の概要．8．より引用
https://www.mhlw.go.jp/content/12400000/000603942.pdf（2023/8/28 アクセス）

❸ 実績の評価による課題の明確化

入院時支援加算の算定開始からの実績の変化を図4に示す。2021年度は、入院前面談対象者に占める退院支援が必要な患者の「療養支援計画書」作成率は15.6%、「入院時支援加算」の算定率は8%とかなり低値であった。このことから入院前面談の対象患者のうち退院支援を必要とする患者は少ないことがわかった。

❹ [取り組み1] 入院前面談看護師と病棟看護師による退院支援アセスメントの相違

当院では、入院前面談で退院支援が必要とアセスメントした際に「療養支援計画書」を作成し病棟へつないでいる。次に、入院時に病棟看護師が退院支援アセスメントを実施し、退院支援が必要と判断した場合に「退院支援介入依頼」を入力し、患者サポートセンターで把握するシステムとなっている（図5）。しかし、入院前面談看護師と病棟看護師による退院支援アセスメントに相違が見られる場合があり、支援の必要性に対する視点のずれがあることに着眼した。そこで、入院前面談看護師と病棟看護師との退院支援アセスメントの相違について事例をもとに検討した。その結果、入院前面談でのアセスメントの根拠が病棟に十分に伝わっていないこ

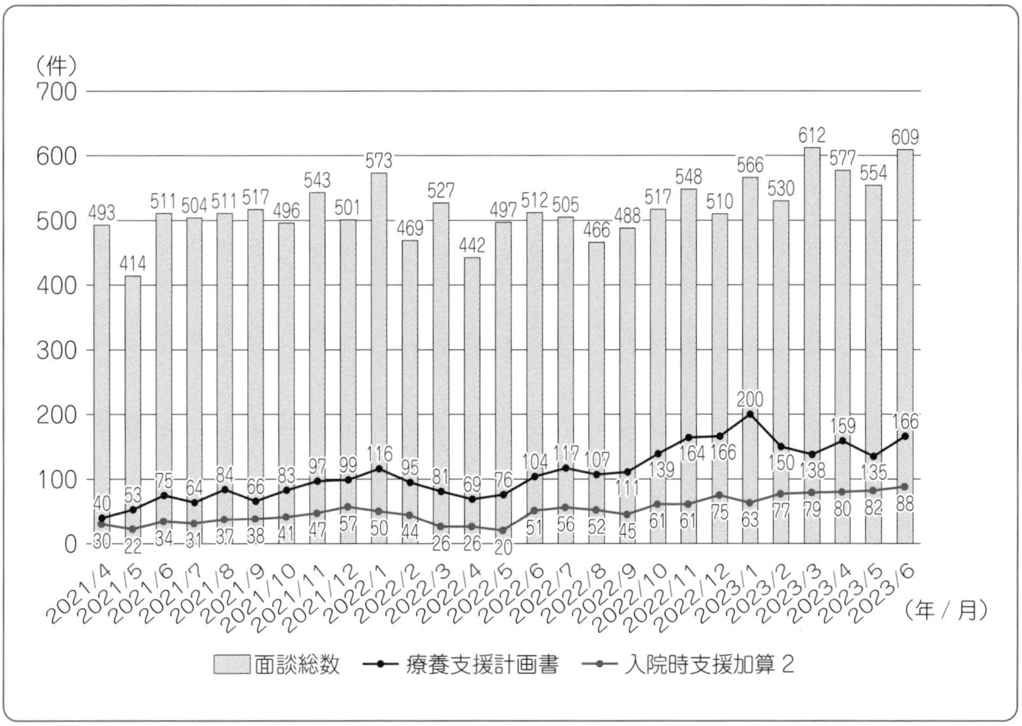

図4　入院前面談に関する実績の推移

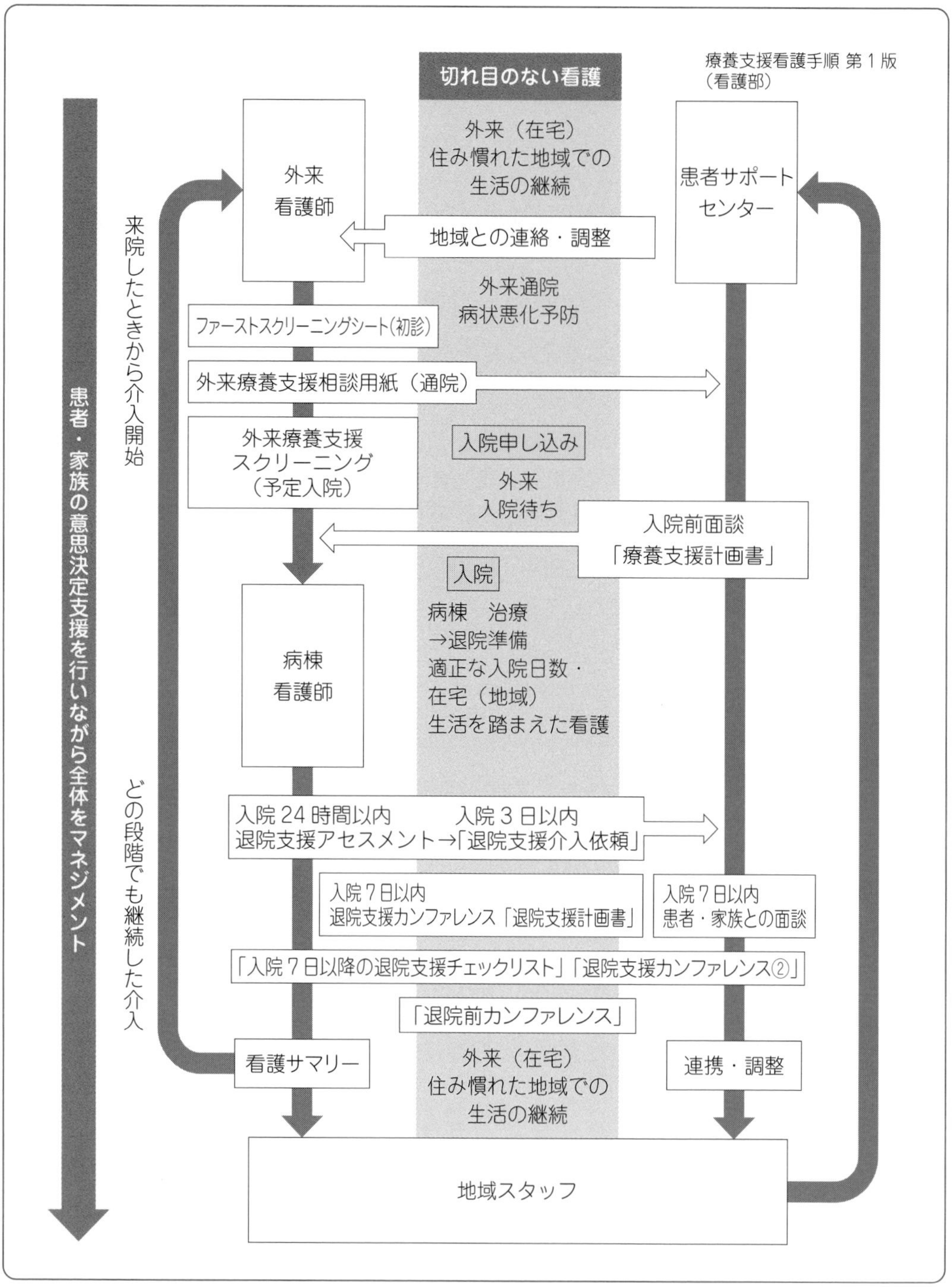
療養支援看護手順 第１版
（看護部）
切れ目のない看護
患者・家族の意思決定支援を行いながら全体をマネジメント
来院したときから介入開始
どの段階でも継続した介入
外来
看護師
外来（在宅）
住み慣れた地域での
生活の継続
患者サポート
センター
地域との連絡・調整
外来通院
病状悪化予防
ファーストスクリーニングシート（初診）
外来療養支援相談用紙（通院）
外来療養支援
スクリーニング
（予定入院）
入院申し込み
外来
入院待ち
入院前面談
「療養支援計画書」
入院
病棟
看護師
病棟　治療
→退院準備
適正な入院日数・
在宅（地域）
生活を踏まえた看護
入院 24 時間以内　　入院３日以内
退院支援アセスメント→「退院支援介入依頼」
入院７日以内
退院支援カンファレンス「退院支援計画書」
入院７日以内
患者・家族との面談
「入院７日以降の退院支援チェックリスト」「退院支援カンファレンス②」
「退院前カンファレンス」
看護サマリー
外来（在宅）
住み慣れた地域での
生活の継続
連携・調整
地域スタッフ

図５　**療養支援看護手順**

とや、アセスメントに相違があった場合お互いの視点をすり合わせることが重要であることに気づいた。事例検討を通して、入院前面談と病棟とのアセスメントの共通理解が深まり、緩やかではあるが、入院時支援加算の増加につながった（図４参照）。

❺［取り組み２］　入院前面談のフローの改定

入院前面談を実施している患者の「療養支援計画書」の作成率が低いことから、入院前面談対象患者における退院支援の必要性がある患者は少ないことが明らかになった。入院前面談には、「患者の抱える身体的・社会的・精神的問題を把握し、早期から多職種と連携し適切な療養環境へつなぐ」という目的がある（表3）。退院支援が必要な患者に入院前面談を実施するためには、外来で入院決定時から退院支援の必要性をアセスメントすることが有効だと考え、外来との連携を強化するために入院前面談ワーキンググループを立ち上げ、外来看護師とともに検討を行った。

1）入院前面談対象者の変更

これまで、対象外としていた「同科に２回目以降の予定入院患者」の中に支援を必要とする患者がいると予測し、対象を図６のように変更した。

2）「入院前療養支援スクリーニングシート」の作成と導入

支援を必要とする患者を抽出するために、図７の「入院前療養支援スクリーニングシート」を作成し、入院決定時に外来看護師によるスクリーニングを実施

表３　入院前面談の目的

1. 入院前から患者支援を実施することにより、円滑な入院医療の提供と患者の抱える身体的・社会的・精神的問題を把握し、早期から多職種と連携して適切な療養環境へつなぐ
2. 医師・看護師の業務負担軽減を図り、患者ケアの時間が増える
3. 入院前面談・入院説明を１部署で行うことで、患者の負担増につなげる

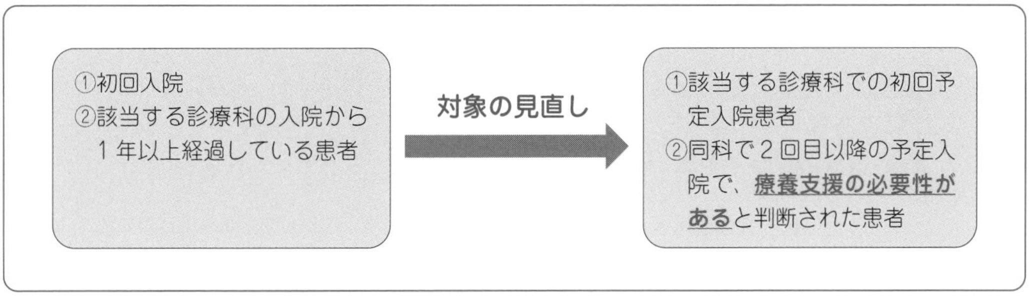

図６　入院前面談対象者の変更

入院前療養支援スクリーニングシート

診療科　　　　　　入院予定日　　年　　月　　日
ID：　　　　　　　患者氏名　　　　様（　　歳）
実施日　　年　　月　　日　　実施者

□初回　　　　□２回目以降

医療的	□悪性腫瘍で浸潤、転移があり、介入を要する □予定外の入退院を繰り返している □予定外の外来受診が多い □手術後の侵襲により支援を要するリスクが高い □低栄養状態にある □退院後、医療処置が必要、またはその可能性がある □治療に関する自己管理能力が低い、または管理する人が不在 □訪問看護、訪問診療を利用している □転院調整の可能性がある □その他（　　　　　　　　　）
身体的	□認知症（自己管理困難、日常生活での危険性が高い）があり、支援を要する □ ADL の低下を認めている、またはその可能性がある □排泄に介助を要する、またはその可能性がある □その他（　　　　　　　　　）
社会的	□介護力不足：独居、日中独居、高齢者世帯 □治療、生活などにおいて意思決定できない、または代理意思決定者が不在 □介護保険サービスを利用している □障害福祉サービスを利用している □介護保険利用が必要な状況であるが未申請である □障害福祉サービスの必要性がある □施設にすでに入所中である、または予定がある □ヤングケアラー、またはその可能性がある □虐待、ネグレクト、DV を受けている、またはその可能性がある □経済的な心配がある □その他（　　　　　　　　　）
	療養支援の必要性　：□あり　□なし 休薬の有無　：□あり　□なし スーフル説明の必要性：□あり　□なし 家族同伴の必要性　：□あり（入院時・検査時・手術時） □なし

〈小児〉入院前療養支援スクリーニングシート

診療科　　　　　　入院予定日　　年　　月　　日
ID：　　　　　　　患者氏名　　　　様（　　歳）
実施日　　年　　月　　日　　実施者

□初回　　　　□２回目以降

医療的	□悪性腫瘍 □手術後の侵襲により支援を要するリスクが高い □予定外の入退院を繰り返している □予定外の外来受診が多い □長期入院が予測される □体重増加不良がある □退院後に医療処置が必要、またはその可能性がある □訪問看護、訪問診療を利用している □その他（　　　　　　　　　）
身体的	□知的、身体的障害がある □ ADL の低下があり退院後の生活様式再編が必要である □その他（　　　　　　　　　）
社会的	□学業に関し問題が予測される □養育者の健康不良（精神的・身体的） □育児・養育に社会的支援が必要、またはその可能性がある □虐待 / ネグレクト（疑い含む）に関する情報がある □自宅以外で養育を受けている（施設・乳児院等） □経済的な心配がある □社会資源（福祉制度、福祉サービス等）を利用している、または必要性がある □行政（保健師、障害福祉担当者、児童相談所等）とかかわりがある □ヤングケアラー、またはその可能性がある □その他（　　　　　　　　　）
	療養支援の必要性　：□あり　□なし 休薬の有無　：□あり　□なし スーフル説明の必要性：□あり　□なし 家族同伴の必要性　：□あり（入院時・検査時・手術時） □なし

図７　入院前療養支援スクリーニングシート

することとした。

目的は、外来において、入院が予定された患者に対し療養支援（医療的・社会的・精神的）の必要性を判断し、入院前面談につなげることで切れ目のない支援を行うことである。

外来での「入院前療養支援スクリーニング」を導入したことにより、図８のように入院前面談フローを改定した。

❻ 外来での「入院前療養支援スクリーニング」による効果

2022 年 10 月の入院前面談フロー改定後、入院時支援加算の算定件数の増加、入退院支援加算に占める算定率の上昇（2022 年 4 月〜9 月：20.2%、2022 年 10 月〜2023 年 6 月：25.6%）が認められた（図９）。入院前に外来で実施している

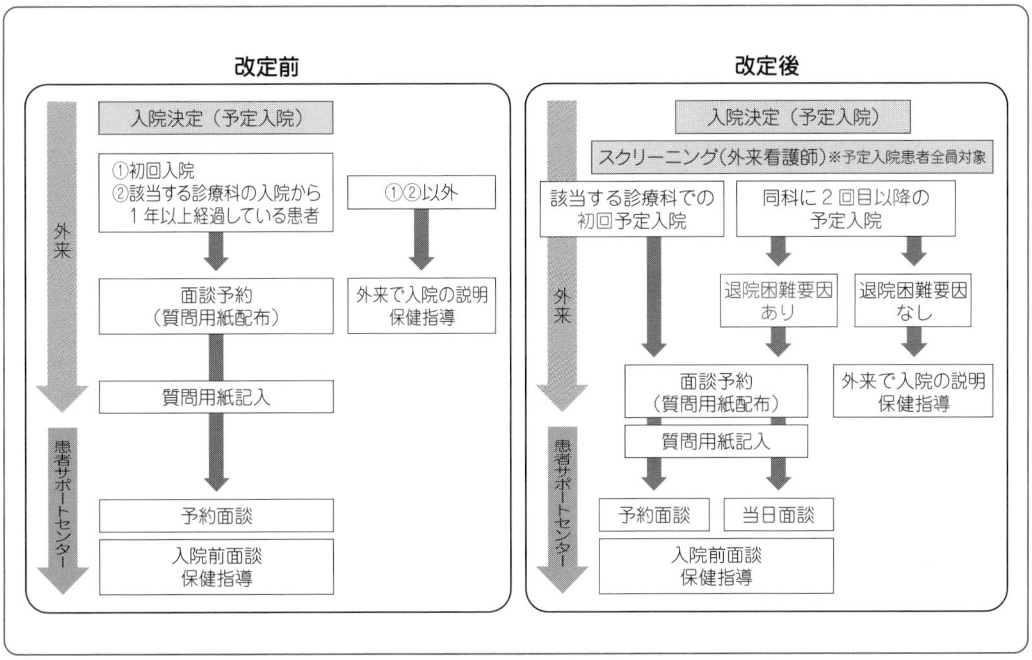

図8　改定した入院前面談フロー

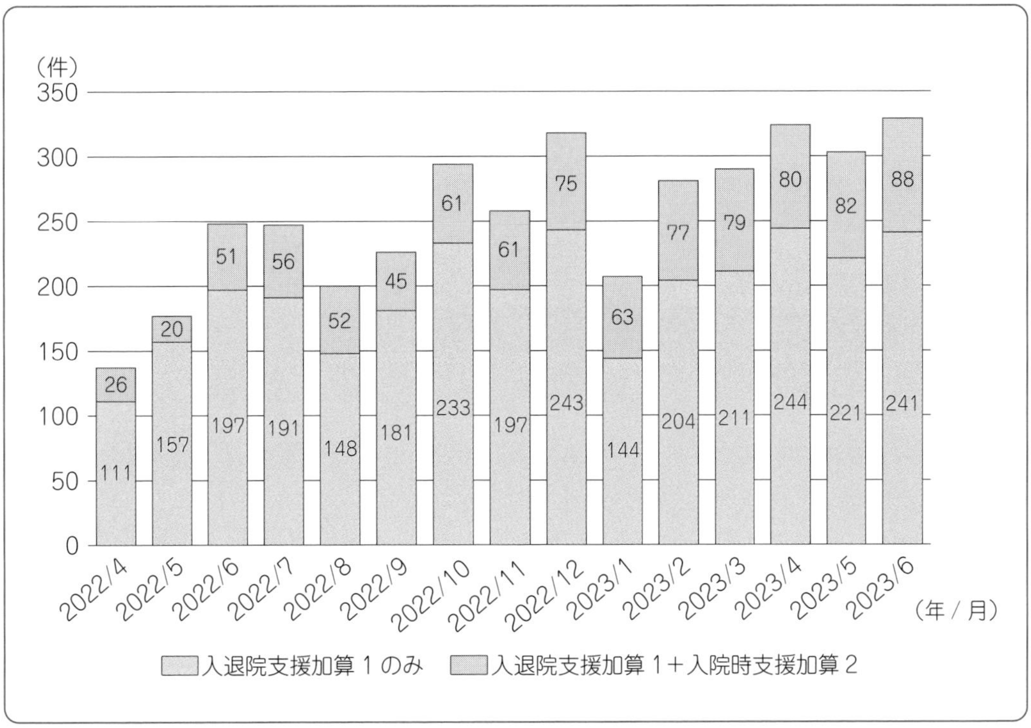

図9　入退院支援加算に占める入院時支援加算

「入院前療養支援スクリーニング」は早期からの支援の必要性をアセスメントし、入院前からの退院支援につながっていると評価できる。入退院支援の実績の変化から、外来からの気づき、連携の重要性は不可欠であることが再認識された。今後も現状や課題を共有し、改善に取り組むためにワーキンググループを継続していく。

7 入院時リスク評価の導入

入院前からの支援や多職種との連携強化のためには、入院前のスクリーニングが重要であり（図 10）、2021 年 11 月より整形外科の入院前面談患者に対し「入院前リスク評価」（以下、リスク評価）を導入した（表 4）。その後、対象の拡大にあたり、導入後の現状について評価した。①リスク評価に伴う業務量が多い、②リスク評価のシートや電子カルテシステムなど運用がさまざまである、③紙ベースのチェックシートでの申し送りが煩雑である、等の課題が抽出された。

また、整形外科に導入後のアンケートでは、病棟看護師からは「患者の理解促進や入院早期からの安全な対応につなげることができる」、入院前面談看護師からは「面談時の情報収集、アセスメントに対する意識が高まった」など、導入による効果も評価された（表 5）。しかし、入院前リスク評価の拡大に向けては、

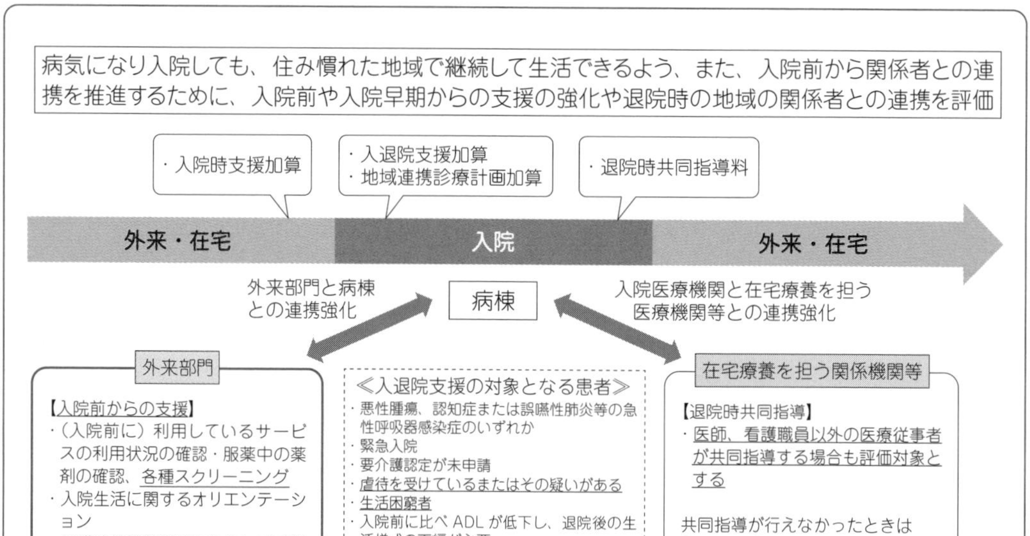

図 10　入院時支援の評価（イメージ）

厚生労働省：平成 30 年度診療報酬改定 I － 3．入退院支援の推進①．
https://www.mhlw.go.jp/file/06-Seisakujouhou-12400000-Hokenkyoku/0000198532.pdf より引用

表 4　入院前リスク評価

・転倒転落アセスメントスコアシート
・せん妄リスク因子確認（入院前面談では 16 歳以上）
・褥瘡に関する危険因子・日常生活自立度
・肺血栓塞栓症予防のための質問票（16 歳以上）

表 5　入院前リスク評価実施の効果

・入院前から保健指導を実施することで、患者の理解が促進される
・入院前のリスク評価を共有し、入院早期からの安全な対応につなげることができる
・面談時の情報収集、アセスメントに対して面談看護師の意識が高まった

目的や活用を見直し、業務の効率性を図る必要があった。

⑧ ［取り組み 3］ 入院前リスク評価の目的、活用の見直し

入院前面談の対象者は、面談日から入院までの期間を定めていない。そのため、入院前面談でリスク評価を行ってから入院までの期間も 1 日～1 か月以上とさまざまである。入院までの期間が長い場合、その後の患者の状態変化も予測され、有効なリスク評価につながらない可能性がある。また、院内のリスク評価の運用ルール上、入院時にもリスク評価の実施が必要であり、入院時の病棟看護師の業務の負担軽減にはつながっていない。そこで、拡大に向けて、入院前リスク評価の実施で得られた効果である「事前に患者状態を把握することで安全な入院生活につなげる」ことを目的とし、病棟での入院前面談リスク評価の活用を推進することとした。

⑨ ［取り組み 4］ 入院前リスク評価に関する業務の効率性を目指す

院内のリスク評価のシステムの改修や運用の変更は、多部門との協議の必要性と費用の問題もある。そこで、多職種との共有と、患者サポートセンターでの業務の効率化を優先に入院前面談専用の「入院前面談リスク評価」シートを作成し導入した（図 11）。

次に「入院前面談記録」の方法を見直し、簡潔に記録ができ、面談内容が伝わりやすい記録に改善した。上記の取り組みをもとに、「入院前面談リスク評価」を 2023 年 5 月末から全診療科の入院前面談対象者に拡大した。その後、業務時間調査を行ったところ 1 人当たりの面談時間は、導入時は平均 55 分（面談：33 分、記録 22 分）であったが、改善後は平均 40.2 分（面談：26.6 分、記録：13.6

入院前面談リスク評価

氏名　自動入力	**①転倒・転落のアセスメントスコアシート** 評価スコアの合計 0～7 点：危険度Ⅰ　転倒・転落の可能性がある 8～16 点：危険度Ⅱ　転倒・転落を起こしやすい 17 点以上：危険度Ⅲ　転倒・転落をよく起こす
テスト　01 ID　自動入力	

分類	危険因子	評価スコア（点）	評価月日
A：年齢	□ 65 歳以上　□ 2 歳未満の年齢	2	
B：既往歴	□転倒の既往　□転落の既往	2	
C：身体的機能障害	□視覚障害　□聴覚障害　□平衡障害 □振り向いたり、首を伸ばしたときの立ちくらみ □下肢筋力の低下、足部の問題 □身体可動性障害　□歩行困難 □固有受客の欠損（例：片側無視）	3	
D：精神的機能障害	□混乱　□せん妄　□認知症　□現実性検証の障害　□判断力、理解力、注意力の低下	4	
E：活動状況	□車いすの使用　□下肢の装具 □補助具の使用（歩行器、杖） □術後の状態（3 日以内） □附属品：点滴類、胃管、ドレーン類等	4	
F：小児の因子	□自動拘束の欠如 □乳児をベッド / おむつ交換台 / ソファの上に放置	4	
G：薬剤	□降圧薬　□抗パーキンソン薬　□三環系抗うつ薬 □抗不安薬　□麻薬　□催眠薬または精神安定薬	各 1	
H：排泄	□尿意・便意切迫、そして / または失禁 □下痢	各 1	
I：環境	□濡れた背由香 □取り散らかった環境 □慣れない、照明の薄暗い部屋 □独居（個室） □拘束	各 1	
		合計	
		危険度	

・A～F までは、1 項目でも該当すれば評価スコアとする
・G～I は、チェックした項目数× 1 点を評価スコアとする
・転倒転落防止のしおり（患者様およびご家族の皆様へ）を説明、配布する

②せん妄のアセスメントシート

せん妄のリスク因子

□年齢が 70 歳以上　□せん妄の既往
□重症患者　□認知症
□アルコール多飲　□侵襲の高い治療・検査（含む予定）
□全身麻酔を要する手術後（予定を含む）
□なし
□脳器質障害
□難聴・視覚障害
□ベンゾジアゼピン系薬
□麻薬
※詳細はガイドを参照

1 つでも該当する

具体的な症状と確認するポイント

せん妄症状
□注意障害（ボーッとしている、朦朧としている）
□(内服や更衣など今までできていたことができなくなる)
注意障害（視線が合わずキョロキョロしている、目がギラギラしている）
（ルートを触ったり、同じ動作を繰り返す）
□注意障害（話が回りくどくまとまらない、つじつまが合わない）
（感情が短時間でコロコロと変わる）
□注意障害（何度も同じことを聞く、話に集中できない）
□見当識障害（日付け、時間、場所について尋ねて確認）
□短期記憶障害（最近の出来事を覚えているか尋ねて確認）
□日内変動や数日での変化の有無（家族・スタッフ間で確認）

せん妄症状なし

□「せん妄の予防について」を活用し患者や家族への説明と協力の依頼

③入院前面談　褥瘡危険因子評価票

基本的動作能力（ベッド上、自力体位変換） （イス上　座位姿勢の保持、除圧）	□できる　□できない □できる　□できない
病的骨突出	□なし　□あり
関節拘縮	□なし　□あり
栄養状態低下	□なし　□あり
皮膚湿潤（多汗、尿失禁、便失禁）	□なし　□あり
おむつ、パッドの使用	□なし　□あり
皮膚の脆弱性（浮腫） （スキン - テアの保有、既往）	□なし　□あり □なし　□あり
知覚障害	□なし　□あり

障害老人の日常生活自立度（寝たきり度）判定基準

生活自立	ランク J	何らかの障害などを有するが、日常生活はほぼじりつしており独力で外出する 1. 交通機関等を利用して外出する 2. 隣近所へなら外出する
準寝たきり	ランク A	屋内での生活はおおむね自立しているが、介助なしには外出しない 1. 介助により外出し、日中はほとんどベッドから離れて生活する 2. 外出の頻度が少なく、日中も寝たり起きたりの生活をしている
寝たきり	ランク B	屋内での生活は何らかの介助を要し、日中もベッド上での生活が主体であるが、座位を保つ 1. 車いすに移乗し、食事、排泄はベッドから離れて行う 2. 介助により車いすに移乗する
	ランク C	1 日中ベッド上で過ごし、排泄、食事、着替えにおいて介助を要する 1. 自力で寝返りをうつ 2. 自力では寝返りもうてない

日常生活自立度 [　　　　　　　　]

現在の褥瘡の有無　□なし　□あり

部位　□仙骨部　□腸骨部（□右　□左）
□大転子部（□右　□左）□無骨部　□踵部（□右　□左）
□その他（　　　　　　　　　　　）

図 11　入院前面談リスク評価

分）と短縮につながっていた。

今後に向けて

退院支援から始まった入退院支援だが、PFMの考えに基づいた入院前面談の開始から、リスク評価導入までの経過とその成果を振り返るなかでさまざまな課題が明確になった。現在は、短期入院も侵襲性の高い治療のための入院も、すべて同様に入院前面談を実施している。それぞれの入院期間や入院目的に合わせた入院前面談を実施するためには、入院前支援体制の再構築が望まれる。入院前からの栄養評価も重視されているが、栄養の評価方法、栄養士との連携について検討を進めている。リスク評価導入前の1人当たりの面談時間は平均33.8分であったが、導入後は平均40.2分となっている。全診療科の拡大に向けて業務の効率化を図ることはできたが、1人当たりの面談時間は増加している。外来受診後に入院前面談を実施していることから、来室時間が集中し患者の待ち時間も課題となっている。

現在の各職種の役割は表6に示したとおりである。入退院支援看護師の育成も課題であり、入院前面談看護手順、退院支援看護手順をもとに実践してきていたが、異動者に対する教育スケジュールと評価、また、現任の看護師に対する評価についての整備がなされていない。現在、看護師のスキルアップにつながる教育体制の整備を進めている。

診療報酬改定などを機に評価を行い、課題の改善に取り組み、ようやくPFMの考えに基づいた入院前から患者支援につながってきた段階である。患者サポートセンターは、院内でも重要な部門であり、特に看護師が専門職として担う役割は大きい。入退院支援看護師は、入院前から患者の療養生活についての課題を把握し、外来、病棟、地域との連携を図り、患者・家族の意向に沿った継続性のある支援を役割としている。患者が自分らしく、よりよい療養環境で過ごせるよう、患者の視点で入退院支援を行っていきたい。

引用文献

1. 厚生労働省：令和2年度診療報酬改定の概要.
https://www.mhlw.go.jp/content/12400000/000603942.pdf（2023/8/28 アクセス）
2. 厚生労働省：平成30年度診療報酬改定 Ⅰ－3. 入退院支援の推進①.
https://www.mhlw.go.jp/file/06-Seisakujouhou-12400000-Hokenkyoku/0000198532.pdf（2023/8/28 アクセス）

参考文献

1. 宇都宮宏子編著：入退院支援パーフェクトガイド．メディカ出版，大阪，2019.
2. 福島県立医科大学附属病院看護部：療養支援看護手順 第1版．2021.

表6　現在の各職種の役割

受付事務	・「入院のご案内」に沿って説明する ・連絡先の確認 ・摂食嚥下調査票の配布 ・高額療養費、限度額認定証の説明
看護師	・入院当日の手続きの説明 ・「個室（特別室）希望確認用紙」の説明 ・「入院生活を安全に送っていただくために」の説明と同意 ・入院に関する患者・家族の理解、思いの確認 ・各診療科に応じた入院の説明と保健指導 ・術前オリエンテーション ・術前呼吸訓練の説明と実施 ・禁煙指導と確認 ・「お口の手入れ　入れ歯の手入れ　うがい方法」 （全身麻酔、化学療法） ・入院生活の説明：該当する場合はパス用紙の説明 ・患者基本情報（身体的・精神的・社会的・経済的背景）の確認、追加情報の取得 ・退院支援アセスメント ・入院前リスク評価 ※支援が必要と予測される場合には「入院サポート療養支援計画書」を作成する→患者・家族への説明と病棟担当退院支援職員へ申し送り
薬剤師	・服用薬の確認（薬剤アレルギー、サプリメント、健康食品等含む） ・服薬管理状況、理解度の確認 ・入院当日の服用薬・お薬手帳持参の説明 ・入院前に休薬指示がある場合は、休薬説明と指導
その他	MSW 栄養士

【執筆】
患者サポートセンター　**岩﨑美樹**

5 佐久総合病院 佐久医療センター（長野県佐久市）
高度急性期病院で実践する“顔の見える多職種連携”によるPFM

POINT

● 診療報酬上の加算

入退院支援加算１・２　入院時支援加算１・２

● PFM での課題解決テーマ	● 対策
・入院前リスク管理 ・病院経営の改善	・多職種協働 ・病床利用の効率化

施設紹介

■病院概要（2022 年度実績）

・病床：450 床

・標榜診療科 26 科

・年間入院数 145,076 名

・手術件数：5,363 件（全身麻酔 3,949 件）

・平均在院日数 10.3 日

・病床利用率 81.6%

・地域医療支援病院、救命救急センター、地域がん診療連携拠点病院

■病院の特徴

「地域とともに」の精神を生かして、2014（平成 26）年３月地域完結型医療体制を目指し開院した紹介型の病院。高度急性期と専門医療を担う。佐久地域では医療機関同士が役割を分担し、互いに連携し、患者が地域で安心して生活できるように切れ目のない医療を提供している。

■患者サポートセンター・入退院支援室

文中に詳述。

■入退院支援加算１・２　入院時支援加算１・２

PFM 導入の考え方と経緯

❶ 地域医療支援病院としての PFM 導入

佐久医療センター開院と同時に、「患者サポートセンター・入退院支援室」を設置し「外来から始まる入退院支援」（図 1）の実現を目指し、PFM を導入した。入院前から専門部署が患者に介入することにより、退院までの流れをスムーズにマネジメントをするしくみと、術前検査・医師の面談・麻酔科医による術前診察など、入院してから行ってきた業務を外来の段階で集中して行うように変更した。

❷ 病院組織として入退院支援室を支援

外来棟に設置した「患者サポートセンター」（図 2）では、入院前から安心・安全に入院治療が受けられるように、顔の見える多職種連携でチーム医療を実践している。その中の入退院支援室は PFM の中心となる部門として、診療科を問わずに対応している。入退院支援室の介入は、外来で予定入院が決まった当日から始まる。患者サポートセンターのメンバー構成を表 1 に示した。

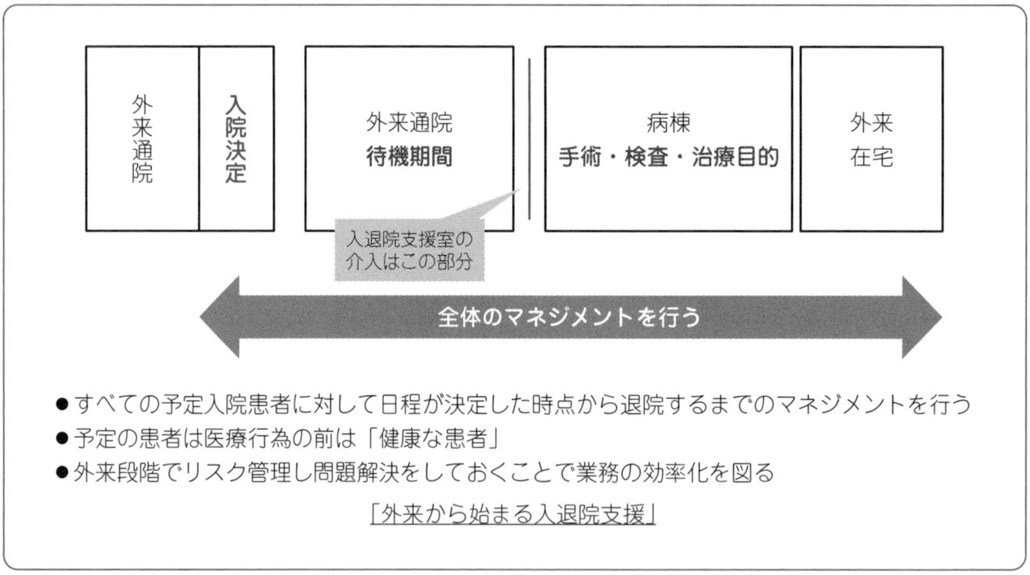

図 1　当院の PFM の考え

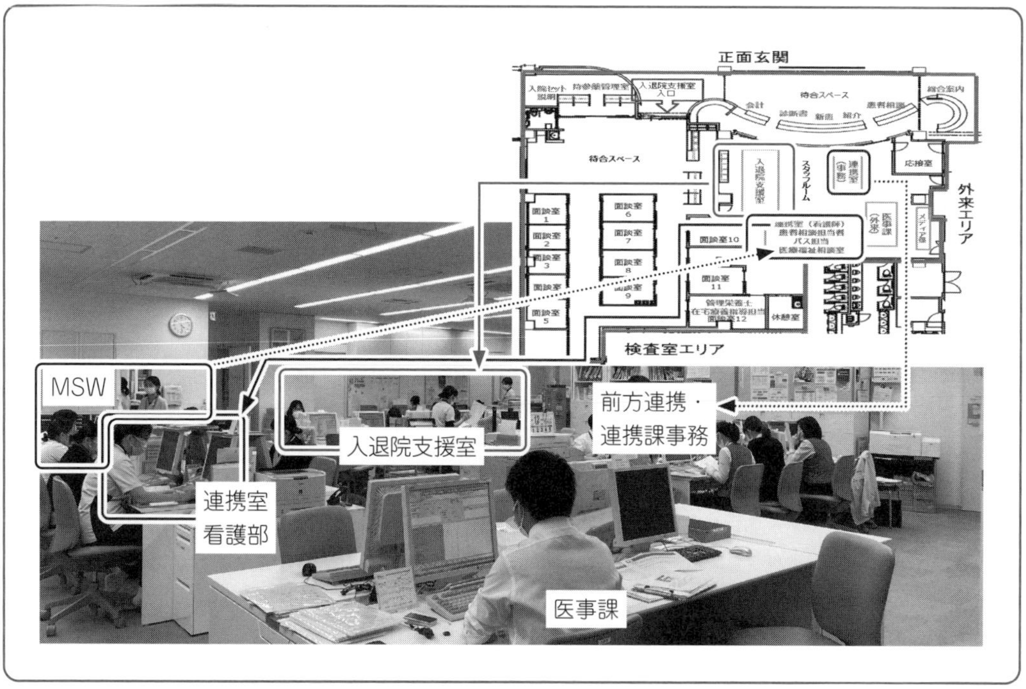

図 2　患者サポートセンターの様子

表 1　当院の患者サポートセンターの構成（2023 年 4 月時点）

センター長	診療部長 1 名（兼務）
入退院支援室	看護師 20 名、看護補助者 2 名 医師事務作業補助者（Doctor's Assistant：DA）5 名
地域医療連携室	看護師 5 名、事務職 10 名
医療相談室	MSW7 名
管理栄養士	2 名（交代制）
持参薬管理室	薬剤部 1 名（交代制）
医事課	事務職 13 名

入退院支援室 PFM の実際

1 入退院支援室の業務の実際

当院での入退院の流れ（図 3）を見るとわかるように、入退院支援室に業務を集約している。

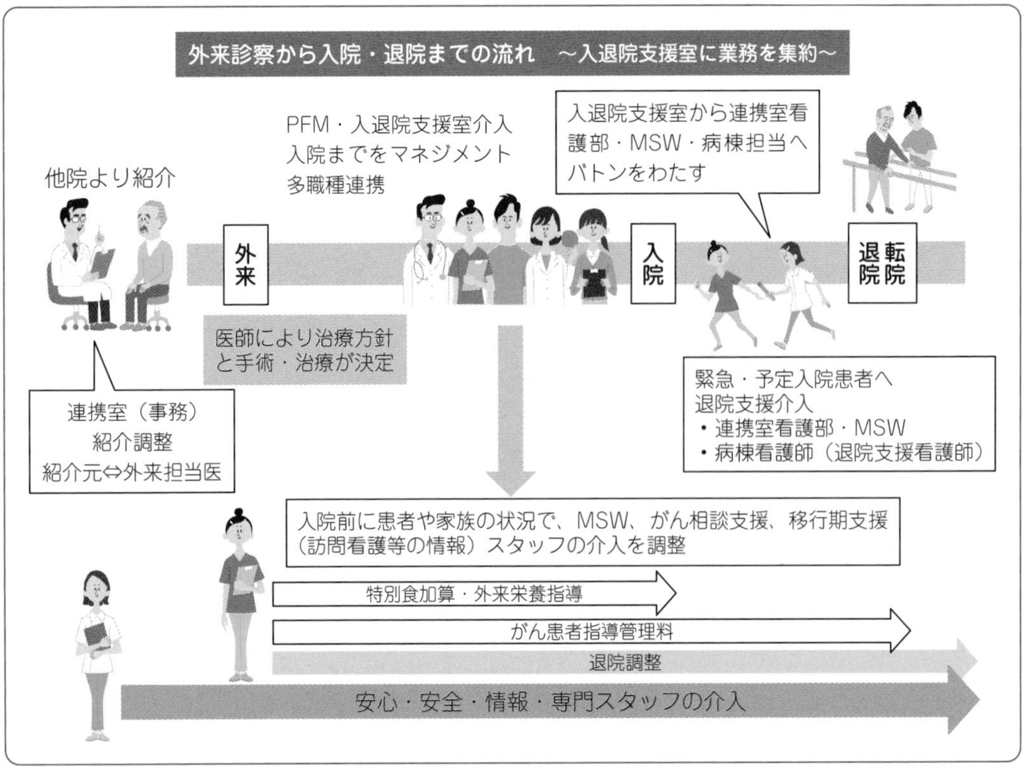

図3　外来診療から入院・退院までの流れ

❷ 入退院支援室の担当業務

入退院支援室のメンバーの役割分担を表2に、看護師の動きを図4に示した。以下、具体的な役割を紹介する。

表2　入退院支援室の業務役割分担

入退院支援室受付担当	看護師1名	新患・再来患者対応、受付・再来検査案内
日替わりリーダー	看護師2名	新患振り分けと担当看護師決め・再来対応・メンバー業務調整・新患検査、スケジュール確認
メンバー	看護師13名	新患担当（担当制）・再来患者対応（検査・入院に関連する説明）・診療録入力・必要書類の確認と整理 ＊認定・専門看護師はメンバーとして活動
在宅療養指導担当者	看護師2名	交代制＊主に外来指導
パス担当看護師	1名	中央管理・パス専任配置
ベッドコントロール	1名	中央管理　＊師長または主任が担当

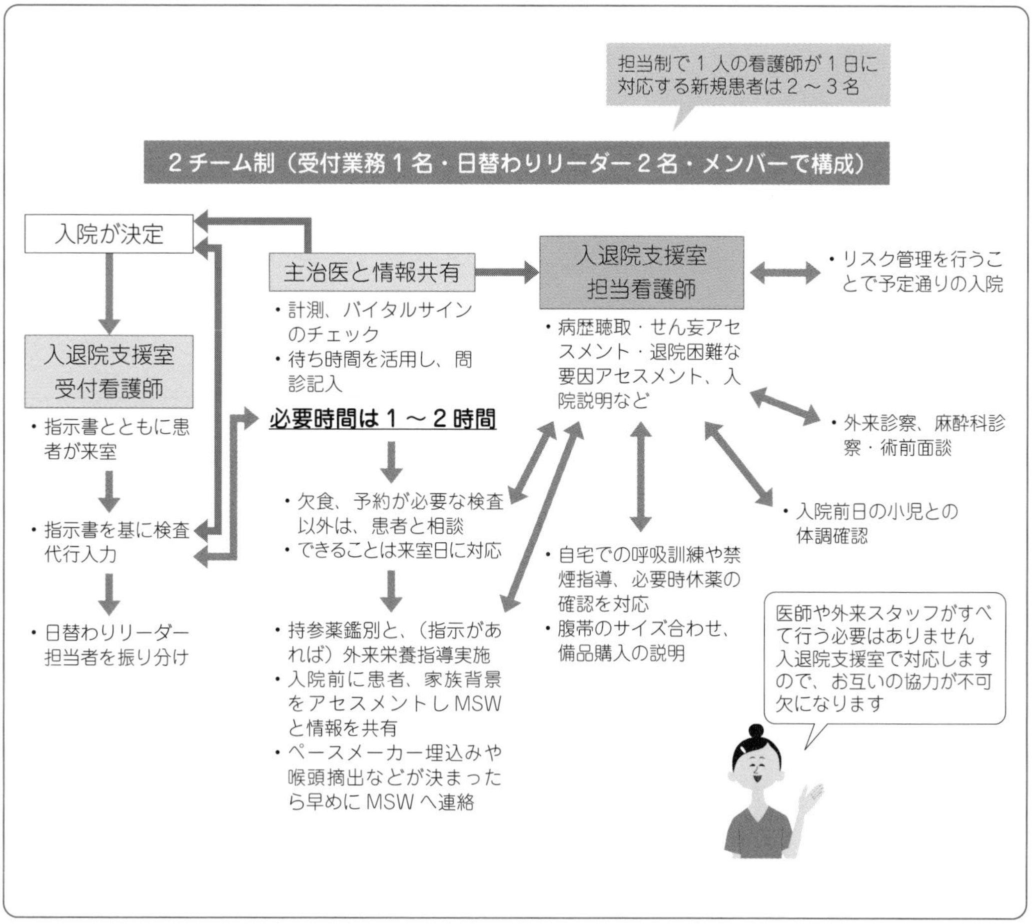

図４　入退院支援室の看護師の動き

1）受付看護師

受付看護師は、来室者の受付窓口を担当する。初回利用患者（以下、新患）、再来患者等の入退院支援室来室者の対応が基本となる。新患は予約不要、再来は予約制になっている。患者の予定と来院状況を把握し、再来患者の待ち時間が発生しないように、また検査時間に遅れないように看護補助者と協力して患者対応する。

2）日替わりリーダー

日替わりリーダーは、入退院支援室業務の鍵になる。日替わりで看護師２名が担当し、メンバーの１日のスケジュールを確認し新患対応を振り分ける。新患を振り分ける際は、同じ診療科・入院予定日が重ならないように工夫する。再来患者の対応を調整し、メンバーの業務調整（再来・新患・委員会参加・食事交代など）も併せて行う。「新患来院記録（リスト表）」（図５）に患者情報と担当看護師を記載し、医師事務作業補助者（DA）と新患情報を共有する。そして、終業前にメンバーの業務進捗を確認する。

3）メンバー

入退院支援室では、看護師が「担当制」として、1人の患者を入院当日まで支援している。担当看護師が、患者に合わせて関連する多くの業務（表3）を時間をかけてていねいに説明する。特に、病歴聴取や麻酔科問診は、担当看護師が面談を通して患者・家族から詳しく情報を聞いていく。忙しい外来診療のなかで、主治医が把握できない部分も補足情報として担当看護師から主治医へフィードバックし、お互い情報を共有して患者を支援している。

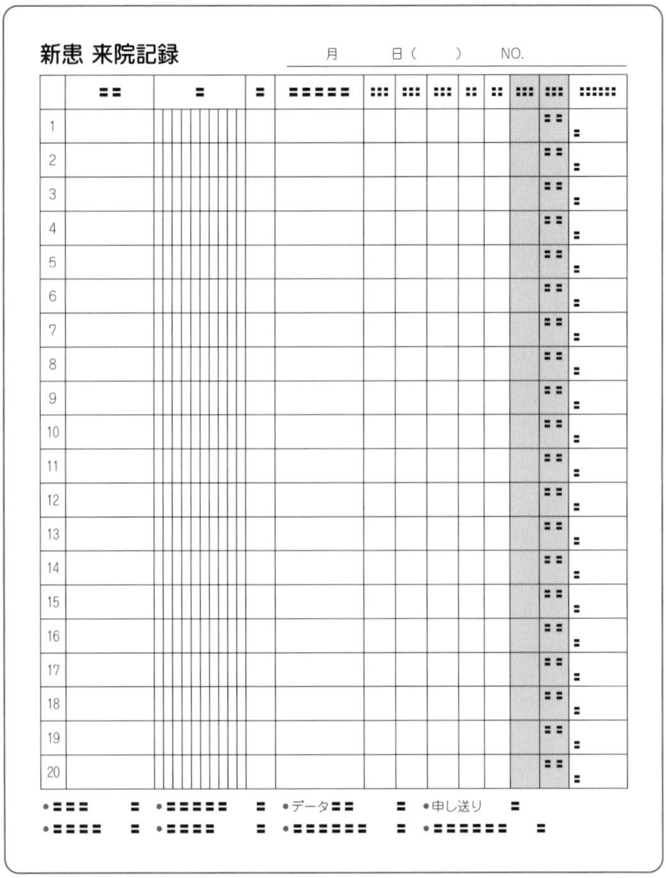

図5　新患来院記録

担当看護師は、患者情報から各リスクアセスメントを行い、入院前にリスク管理を行う（図6）。そして、主治医1人が抱えるのではなく、多職種が連携して取り組めるように「つなぐ」役割を担っている。担当看護師は、入院までの期間、不安や不明な点や体調のこと、退院後の生活で心配なことなど、さまざまな患者の状況を把握して、患者の窓口となって対応できる存在である。自立（律）した入退院支援室看護師の役割とPFM機能が活かされて、安全性が担保された医療の提供が可能となる。さらに、予定通りに手術や治療を患者に提供できたことは、担当看護師のモチベーションアップにつながる。

表3　**担当看護師の役割**

新患患者対応 （当日対応）	●入院前の検査説明と同意書の取得と確認・問診確認・必要な検査の調整と説明・持参薬の鑑別・必要時栄養指導・かかりつけ医の確認と問い合わせについて説明と同意・入院前検査結果のアセスメント・麻酔問診　＊周術期
再来患者対応 （2回目以降）	●併存疾患の確認・入院前検査結果のアセスメント・検査説明と検査対応 ●必要時他科紹介の調整・高額療養費の事前申請説明・各アセスメント（褥瘡・NST・転倒転落等）・患者用パスを用いて療養生活の説明・入院生活のオリエンテーション・個室希望確認 【周術期】 ●口腔評価と必要時口腔外科へ紹介依頼　＊化学療法予定入院もアセスメント ●VTE評価・麻酔問診（初回来院時記載がなければ）・周術期外来予約調整・術前面談日の調整・腹帯サイズ合わせ 【フローチャート・チェックリストを活用したアセスメント】 ●周術期、化学療法口腔機能管理＊医師指示「要」の場合 ●周術期糖尿病、内分泌内科紹介（適応時：眼科診察、追加検査調整）・周術期における薬物血中濃度測定（TDM）フロー・NST・硬膜外腰椎麻酔適応・NSAIDs適応・術前貧血・自己血貯血・感染症採血・薬剤鑑別（休薬）・アレルギー・入院精神療法依頼・せん妄など
休薬前	休薬同意書の確認と取得・休薬前に電話連絡または説明
入院前支援評価	診療録に入院前支援評価を記載（共通テンプレート）
チーム医療	電子カルテ「チーム支援」機能を利用し記録　＊情報共有

身体的リスク

- 複数の併存疾患
- 多くの持参薬、術前中止薬
- 栄養状態、転倒・転落、認知症

精神的リスク

- 説明不足
- 理解不足

社会的リスク

- 経済的問題
- 高齢化、独居、老々介護
- 施設入所、家族遠方

図6　**リスクアセスメント**

4）看護補助者

入退院支援室利用者の案内、新患の計測（熱・血圧・身長・体重［BMI］など）、検査案内、予定入院患者対応（書類確認・入院病棟案内）、In Body 測定、患者サポートセンター備品補充、書類整備と補充を行っている。

5）医師作業補助者（DA）

DA は、入退院指示書に沿って代行入力作業を実施している。入退院の業務が円滑に進むように、DA と看護部、診療部などお互いの業務を理解し、できる業務をタスクシフトし協働することが重要となる。当院の入退院支援室機能にとって、DA との協働は不可欠である。外来診療マネジメントについては、各種検査オーダーの代行入力、必要書類の仮作成や出力、検査案内など、患者対応が診療時間の短縮と算定漏れ防止につながる。

事前に DA が情報提供の仮作成、診断書など文章の仮作成を行うことで、作成期間の短縮、紛失・算定・送付漏れの防止が可能になる。

また、入院関連業務（主に入退院支援室業務）として、術前検査オーダーの代行入力、パスの入力、入院関連書類の仮作成、周術期外来のマネジメント（麻酔科診察）等の対応をすることによって、医師・看護師の負担軽減と、業務時間の短縮が可能になっている。

6）在宅療養指導担当者

在宅療養指導担当者の主な指導内容は、①在宅酸素指導（導入・定期的な教育と確認）、②糖尿病製剤デバイス導入と教育、指導・自己注射指導、などである。

在宅療養指導担当者は、外来患者やその家族に必要時介入する。事前に医師から依頼があれば、予約を取得して対応している。また、当日、外来からの依頼にも臨機応変に対応し、患者指導と教育、また在宅での療養支援を行う。同時に、在宅療養指導料を算定し、経営的効果につながっている。

PFM における各職種の業務と役割

1 医師

医師は電子カルテから出力した「入退院支援室指示書」（図 7）に手書きで記載する（特殊な検査のみ医師が予約オーダー）。指示から数分で、入退院支援室介入を外来スタッフに依頼でき、次の診察対応が可能となる。患者・家族と決めた入院日または術前面談日を指示書に記載する。その日付を目標として、入退院支援室担当が入院前支援を進める。

入退院支援室指示書は、入院、手術に関する医師の指示を１枚の用紙にすぐに

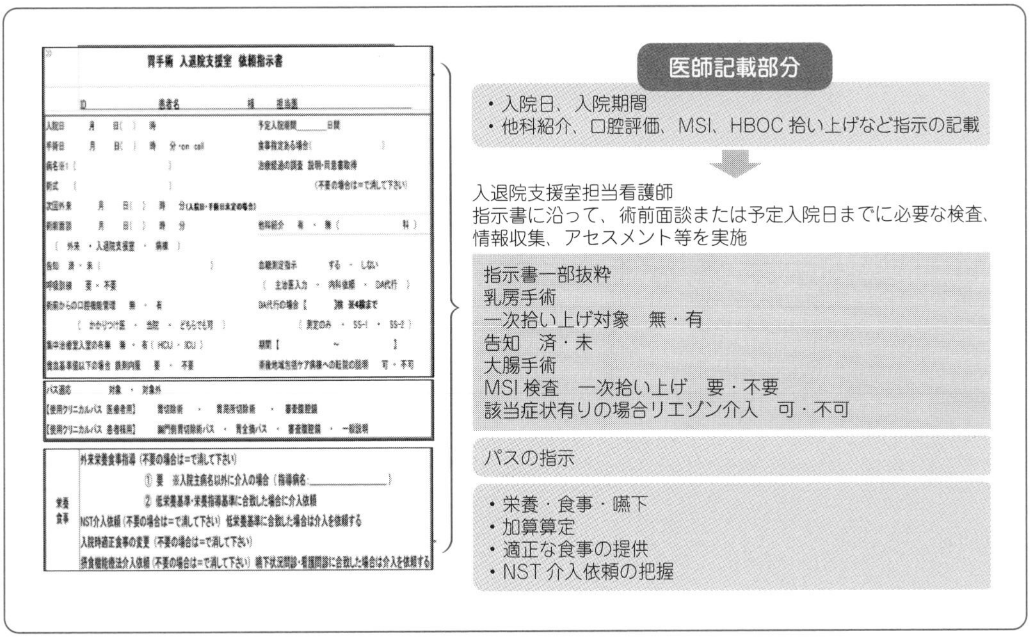

図 7　入退院支援室指示書と医師の記載部分

記載できるように作成したものである。各診療科医師からの指示を「標準化を図りつつ」「個別性を持って」「柔軟に受け入れる」ための指示書となっている。指示書の内容変更は個別では行わない。指示書作成にあたっては各診療科医師と検討を繰り返す。運用で課題が上がったときには、リアルタイムに改訂を行っている。

❷ 外来看護師・DA

外来看護師・DA は、入退院支援室当日予約を電子カルテから入力する。「患者情報・入院日・手術日・使用パス等」を事前に電話連絡する。入退院支援室説明用紙をもとに、患者または家族に入院前の介入について説明し、患者を入退院支援室へ案内して、指示書を届ける。入院までの定期通院や検査・治療については、入退院支援室と連携して患者を支援していく。

❸ 薬剤部

入院前や周術期等の患者を対象にして、ハイリスク薬・サプリメント・アレルギー歴確認が入院前に鑑別される（図 8、9）。これが医師の業務負担軽減につながると同時に、休薬がされなかったことによる検査・治療、手術などの延期を防ぎ、安全面にもつながっている。

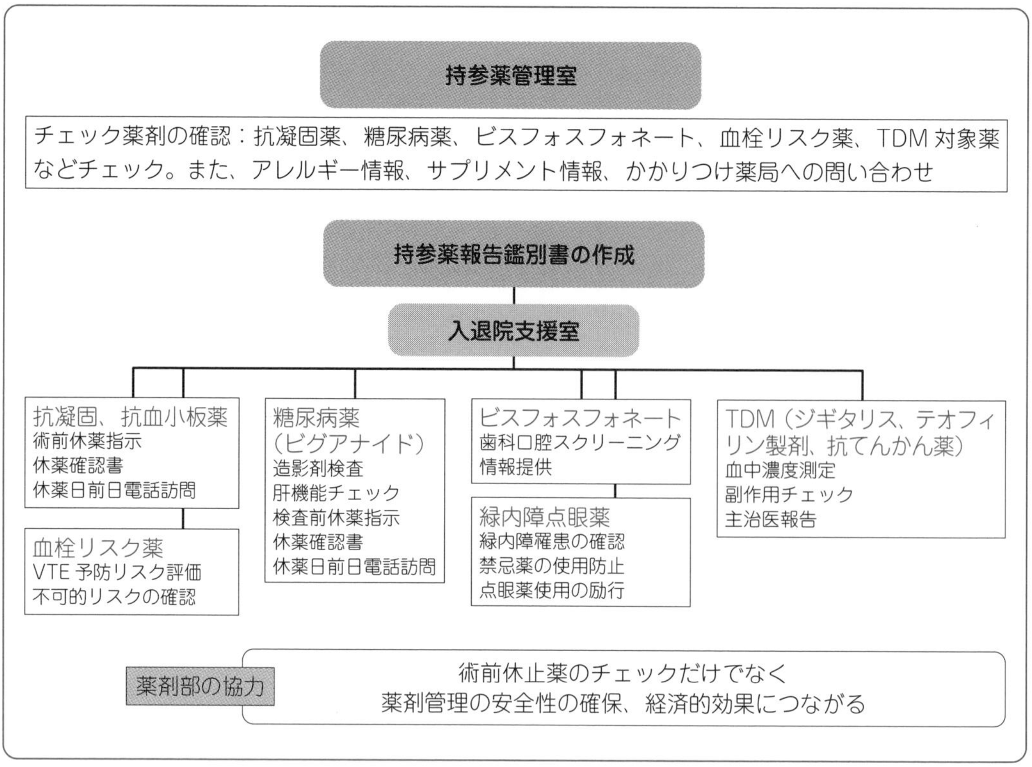

図 8　薬剤部と連携した周術期の薬剤管理

持参薬鑑別報告書

患者番号：　　　　入院日：　年　月　日　　　　作成日：　年　月　日
患者氏名：　　　　病棟名：　　　　　　　　　　作成者：

	写真	商品名	後発	チェック薬剤	用量	用法	日数回数	採用		振替薬	コメント	一般名	薬効分類	色・識別
								院内	院外					
1		バイアスピリン錠 100mg	●	抗凝固・抗血小板薬	1 錠	1 日 1 回朝食後	14 日	○	○			アスピリン	他に分類されない血液・体液用薬	白 BA100:
2		メトグルコ錠 250mg		糖尿病薬（ビグアナイト）	3 錠	1 日分 3 で朝昼夕食直後	14 日	○	○			塩酸メトホルミン	ビグアナイド系製剤	白～帯黄白 DS 271:250
3		プラビックス錠 75mg		抗凝固・抗血小板薬	1 錠	1 日 1 回朝食後	14 日	○	○	プラビックス錠 25mg		硫酸クロピドグレル	他に分類されない血液・体液用薬	白～微黄白 75
4		フォサマック錠 35mg		ビスフォスフォネート	1 錠	1 日 1 回起床時	2 日		○	ボナロン錠 35mg	週 1 回服用	アレンドロン酸ナトリウム水和物	他に分類されないその他の代謝性医薬品	白 77
5		ロキソニン錠 60mg		NSAIDs（非ステロイド抗炎症薬）	1 錠	痛いときに服用	10 回		○	ロルフェナミン錠 600mg（ロキソニン可）		ロキソプロフェンナトリウム	その他の解熱鎮痛消炎剤	極薄紅 SANKYO 157
6		セルベックスカプセル 50mg			1CP	痛い時に服用	10 回	○	○	セルベックス細粒 100% 100mg		テプレノン	その他の消化性潰瘍用剤	灰青 / 淡橙 SX50

図 9　持参薬鑑別報告書

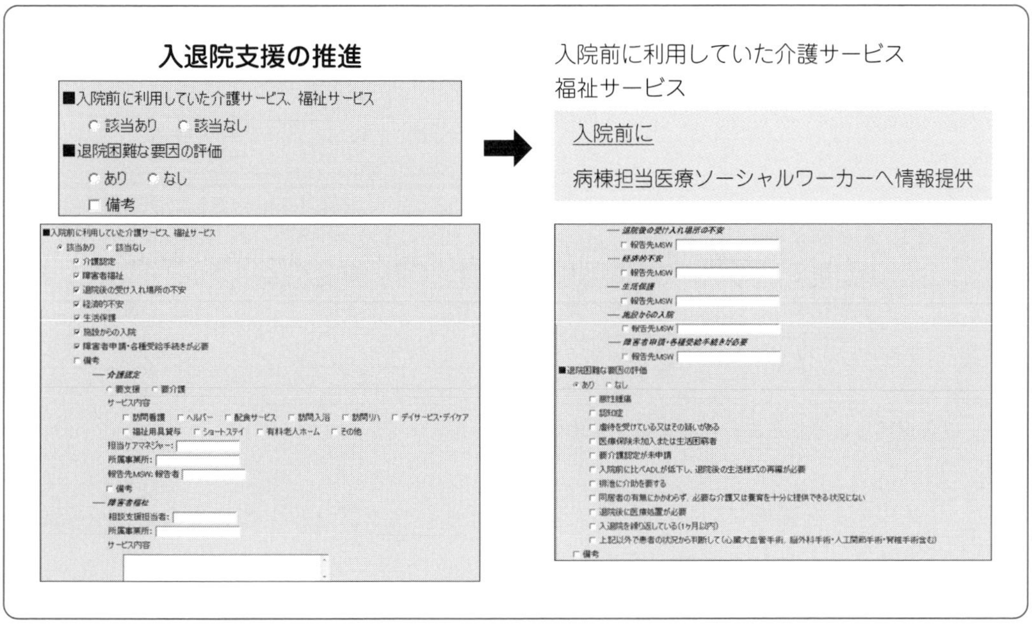

図 10　退院支援～後方連携支援

④ 連携室看護部・医療ソーシャルワーカー（退院支援～後方連携支援）

入院から退院までの患者支援は、退院調整部門が担当する（図 10）。連携室看護師 5 名、医療ソーシャルワーカー7 名が配置され、入院前の情報で「退院困難な要因」「入院費の相談」「介護者がいる場合の調整」「退院後の不安」などさまざまな要因を把握して、患者サポートセンター連携室看護部と MSW へ必要な情報を発信する。これにより、入院前にケアマネジャーと情報共有ができ、患者の心配ごとや困りごとが解決でき、入院当日から専門部署の介入ができる。

⑤ 管理栄養士

2 名配置されている管理栄養士は、「入退院支援室指示書」の中に栄養・食事の項目を作成しており（図 11）、必要時、医師から指示が出される。がん患者や周術期などの栄養管理や栄養相談を担当しているほか、アレルギー情報も共有して適正食事への変更など安全な食事の提供をしている。

⑥ 各部門・安全管理・各種委員会・認定、専門看護師との協働

～フローチャートとチェックリストの作成と活用～

2008 年には院内の標準化を図るため標準化プロジェクトを結成した。プロジェクトでは、各診療科単位で行われていた術前検査や呼吸訓練などを統一するための検討が行われた（図 12）。入退院支援室看護師もフローチャートやチェッ

栄養 食事	外来栄養食事指導　①不要・要　※入院主病名以外に介入の場合 （指導病名：＿＿＿＿＿＿＿＿＿＿＿） ②低栄養基準・栄養指導基準に合致した場合に介入依頼 （不要の場合は＝で消してください） NST介入依頼（不要の場合は＝で消してください）低栄養基準に合致した場合は介入を依頼する 入院時適正食事の変更（不要の場合は＝で消してください） 摂食機能療法介入依頼（不要の場合は＝で消してください）嚥下状況問診・看護問診に合致した場合は介入を依頼する

図11　「入退院支援室指示書」中の栄養・食事の項目

クリストを基準にしてアセスメントを行う。ガイドラインの変更などが必要なときはタイムリーに見直しを行っている。

PFM導入後の成果

PFM導入により、以下のようなさまざまな成果が見られた。

1 患者・家族の満足度向上

患者・家族がより安心して治療・入院を受けることができる。PFMでは、これから進めていく治療や患者のリスクアセスメントが入院前から検討されるため、患者・家族の安心と安全につながる。それにより、病院や治療に対する患者・家族の満足度が向上した。

2 医療従事者の負担軽減

病院内の医療従事者の負担が軽減された。PFM導入により、治療をよりスムーズに進めることができ、入退院の流れがスムーズになって病床利用の効率化が進んだ。それが、院内で働く医師や看護師の負担軽減となり、その空いた時間を必要な診療やケアに向けることができるようになった。

3 病院経営の改善

病床利用の効率化が図られ、また、入院前の外来で必要な検査や治療が行われることから病院経営の改善につながった。適切な介入によって患者からの信頼を得ることができ、より多くの患者が病院を利用してくれるようになった。

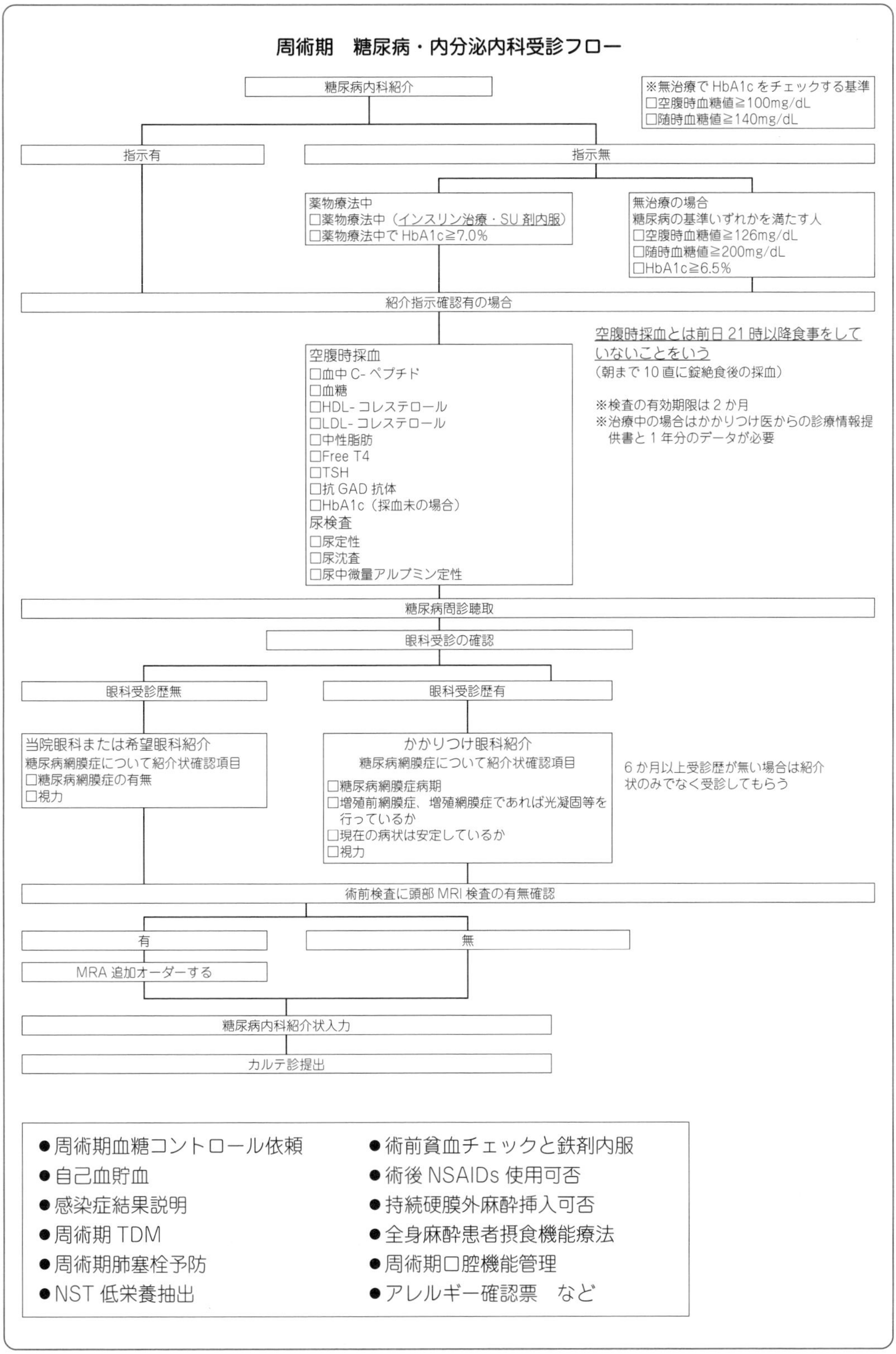
周術期　糖尿病・内分泌内科受診フロー
糖尿病内科紹介
※無治療で HbA1c をチェックする基準
□空腹時血糖値≧100mg/dL
□随時血糖値≧140mg/dL
指示有
指示無
薬物療法中
□薬物療法中（インスリン治療・SU 剤内服）
□薬物療法中で HbA1c≧7.0%
無治療の場合
糖尿病の基準いずれかを満たす人
□空腹時血糖値≧126mg/dL
□随時血糖値≧200mg/dL
□HbA1c≧6.5%
紹介指示確認有の場合
空腹時採血とは前日 21 時以降食事をしていないことをいう
（朝まで 10 直に錠絶食後の採血）
※検査の有効期限は 2 か月
※治療中の場合はかかりつけ医からの診療情報提供書と 1 年分のデータが必要
空腹時採血
□血中 C- ペプチド
□血糖
□HDL- コレステロール
□LDL- コレステロール
□中性脂肪
□Free T4
□TSH
□抗 GAD 抗体
□HbA1c（採血未の場合）
尿検査
□尿定性
□尿沈査
□尿中微量アルブミン定性
糖尿病問診聴取
眼科受診の確認
眼科受診歴無
眼科受診歴有
当院眼科または希望眼科紹介
糖尿病網膜症について紹介状確認項目
□糖尿病網膜症の有無
□視力
かかりつけ眼科紹介
糖尿病網膜症について紹介状確認項目
□糖尿病網膜症病期
□増殖前網膜症、増殖網膜症であれば光凝固等を行っているか
□現在の病状は安定しているか
□視力
6 か月以上受診歴が無い場合は紹介状のみでなく受診してもらう
術前検査に頭部 MRI 検査の有無確認
有
無
MRA 追加オーダーする
糖尿病内科紹介状入力
カルテ診提出
●周術期血糖コントロール依頼
●自己血貯血
●感染症結果説明
●周術期 TDM
●周術期肺塞栓予防
●NST 低栄養抽出
●術前貧血チェックと鉄剤内服
●術後 NSAIDs 使用可否
●持続硬膜外麻酔挿入可否
●全身麻酔患者摂食機能療法
●周術期口腔機能管理
●アレルギー確認票　など

図 12　受診フローの例

これからの取り組み

当院がPFMを導入して9年が経過した。今後も継続して、急性期病院に求められる「顔の見える多職種連携」を提供し、患者を中心とした入退院支援の取り組みを遂行していきたい。地域住民と患者に選ばれる病院を目指して、安心・安全な医療の提供のために、時代に沿ったPFMの取り組みを進めていきたい。

【執筆】
サポートセンター入退院支援室
副看護部長　**山口みき子**

参考文献

1. 日本看護協会：看護の専門性の発揮に資するタスクシフト／シェアに関するガイドライン及び活用ガイド. 2022.
https://www.nurse.or.jp/nursing/assets/shift_n_share/guideline/tns_guideline.pdf82023/12/5 アクセス）
2. 西山和代, 関井愛紀子：病棟看護師の退院支援実践力とチームアプローチとの関連. 日本看護管理学会誌 2019；23（1）：1-10.
3. 日本看護協会：令和3年度 厚生労働省看護職員確保対策特別事業 地域包括ケア推進のための外来における看護職の役割把握調査事業報告書.
https://www.nurse.or.jp/nursing/home/publication/pdf/report/2022/r3_role4resources.pdf（2023/12/5 アクセス）

6 姫路赤十字病院（兵庫県姫路市）
患者への安心感と、多職種連携・チーム医療提供の場

POINT

● 診療報酬上の加算
入退院支援加算１・３　入院時支援加算１

● PFMでの課題解決テーマ	● 対策
・周術期（術前）管理 ・医師の業務負担軽減	・手術を受ける患者のハイリスク別対応シート ・PFMへのタスクシフト

施設紹介

■病院概要（2022年度実績）

・病床：560床
・標榜診療科33科
・年間入院延患者数170,833名
・平均在院日数8.6日
・病床利用率75.0%、病床稼働率83.6%
・地域医療支援病院、地域がん診療拠点病院、総合周産期母子医療センター、災害拠点病院、がんゲノム医療連携病院

■病院の特徴

明治41年4月に創立された病床数560床の急性期病院で、地域医療機関と緊密な連携をとり、安全で良質な医療に取り組んでいる。

■入退院センター

センター長（医師）１名、副センター長１名、薬剤師１名（専従）、管理栄養士１名（専従）、歯科衛生士１名（専従）、社会福祉士１名（専従）、看護師長１名、看護係長１名、看護師７名、事務３名、病床管理担当事務１名、医師作業補助者（医療推進課所属）１名

■入退院支援加算１・３　入院時支援加算１

入退院センター設立の経過

1 開設の経緯

2013年新院長就任を機に、新たな事業計画の重点項目の1つとして「地域連携の強化」が提示された。当時当院は地域医療支援病院としての役割を期待されていたが、それが患者の受診行動の変化につながるまでには至らず、以前と同様に外来は常に煩雑をきわめていた。

「必要な人に必要なときに必要な医療を提供する」という新たな外来を目指し、地域医療連携課と総合相談支援課共同のもと、早急に外来受診体制の見直しに取りかかることとなった。

そして、かかりつけ医を持つことや紹介状の必要性への周知広報活動、予約枠の拡充などに取り組んだ。その結果、今まで制約なく受診できていた患者には大きな不満材料となったのは明らかであるが、繰り返していねいに説明を尽くし、情報提供をすることで受診される方々の意識の変化を、徐々にではあるが実感できるようになった。しかし並行して、患者から相変わらず続く、「医師や看護師は忙しそうで、思うように相談することができない。委ねるしかできない」などの声に、もどかしさと申し訳なさが増強していく現状があった。

患者が当院の医療を必要として診療を希望し、それに対して診療を開始することで診療契約が成立する。そこには「お互いの期待（信頼）」が基盤となっている。その期待は一方通行ではなく、患者自らも病気に向き合い、受ける医療に参画するという双方向が成り立ってこそ、その満足度は高まるものと思われる。

しかし、当院には外来はもとより、患者相談窓口はあっても患者・家族にはわかりにくく、すみやかにニーズに対応できる体制には至っていなかった。患者・家族にとって容易にアクセスでき、これから受ける医療についての不安や期待を受け止め、そのうえで安全に周術期管理を進めていける場の必要性を切実に感じていた。看護部にその思いを伝えたところ、即刻、具体的に進めていくことへの許可を得ることができた。さらに、看護部から病院幹部へのコンセンサスを図るという協力も得られ、入退院センター企画書の提出から、設立に向けて動き始めることとなった。

2 センターの人員構成

当初は3人の看護師（兼任）で、外科の手術予定患者に介入することからスタートし、体制を整えつつ介入診療科の拡大を図った。

各部門からの協力理解も得られるようになり、多職種の専従配置も実現し、現在は、センター長（医師）1名、副センター長1名（看護副部長・医療社会事業部副部長・地域医療連携課長兼務）、薬剤師1名（専従）、管理栄養士1名（専従）、歯科衛生士１名（専従）、社会福祉士１名（専従）、看護師長１名、看護係長１名、看護師７名、事務３名、病床管理担当事務１名、医師作業補助者（医療推進課所属）１名のスタッフで運用している。2023年４月現在、13診療科に対応している。

スタッフが増えても、開設当初よりセンターが目指す「個別性」「地域性」「循環性」を包括的にサポートすることにより、シームレスな医療・看護提供体制の構築を目指すという目標を共有することを大切にしている。

入退院センターの役割

当センターの役割は、①PFM機能の充実、②周術期（術前）管理、③継続看護である（図１、２）。

❶ PFM機能の充実

患者の身体的・精神的・社会的リスクを入院前に把握し、入院前から問題解決に取り組む。初回介入時に、看護師は問診（基礎情報）、治療の受け入れの状況等確認、検査説明、入院までのスケジュールの説明、各種スクリーニングチェック等を行う。しかし、患者は手術という大きなイベントに身体的なこと以外にも大きな不安を抱えていることがあり、その不安を外来診療のなかでは伝えられないという葛藤を抱えている。

患者の個別性、理解度、その背景なども考慮し、患者が抱えている問題を多職

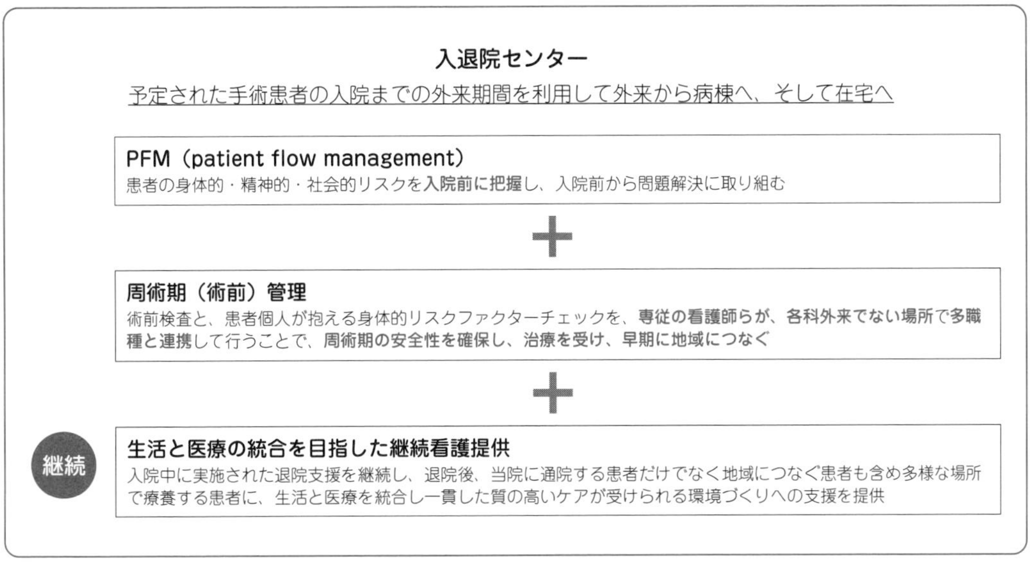

図１　入退院センターの役割

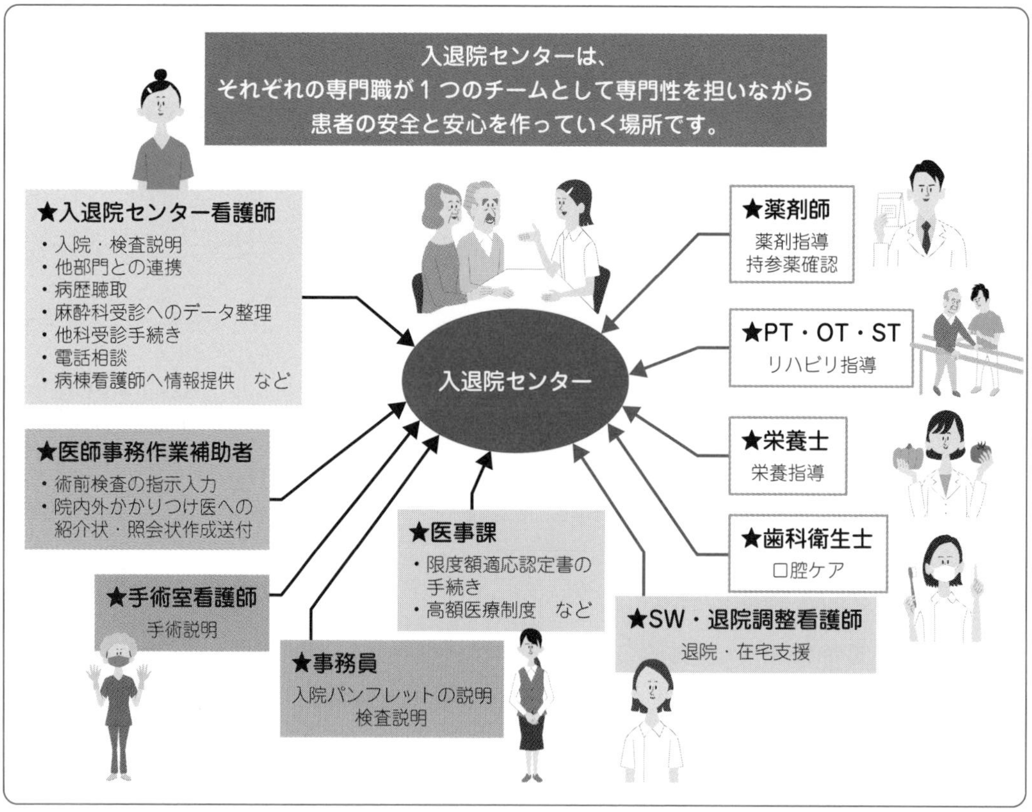

図２　入退院センターの構造

種で受け止め、課題に立ち向かえるように、柔軟に対応方法や面談を考慮していく。

❷ 周術期（術前）管理

専従の看護師らが、術前検査と患者個人が抱える身体的リスクファクターチェックを、各科外来でない場所で多職種と連携して行うことで、周術期の安全性を確保し、治療を受け、早期に地域につなぐ。これは当院が最も重要とした役割である。

それまでは、煩雑な外来診療の中で術前検査を繰り返しながら手術決定に至っていたため、手術キャンセルや延期につながるケースも散見した。手術決定以降は、入退院センターで多職種チームで身体的チェックを実施することにより、患者が安全・安心して手術に向き合えることを目指した。

患者の身体面の評価は、「標準化・重複なく・漏れなく」を基準として、各診療科の医師・多職種と徹底的に協議検討し作成した「手術を受ける患者のハイリスク（異常データ・基礎疾患）別対応シート」に基づいて実施している。

例えば、外科の手術予定患者が狭心症で抗血小板薬を内服している場合、看護師や薬剤師が患者と面談して情報を得る。そこでフローチャートに基づき、かかりつけ医に照会、治療経過や休薬の可否を入退院センターより問い合わせる。

かかりつけ医と連携し、休薬期間を考慮したうえで、当院の循環器内科を受診し、最終的に外科の主治医が休薬を決定する。受診の計画や連絡は基本的に入退院センターで実施し、かかりつけ医や循環器内科の返信を確認するというように主治医と連携している。

これらの一連の業務を入退院センターで責任を持って実施することにより、患者の安全な手術へとつながっていく。また、準備を患者とともに実施することで、患者の治療への参画にもつながる。

3 継続看護

入院中に実施された退院支援を継続し、退院後、当院に通院する患者だけでなく地域につなぐ患者も含め多様な場所で療養する患者に、生活と医療を統合し、一貫した質の高いケアが受けられる環境作りへの支援を提供する。

入院時のハイリスクスクリーニングを活用し、継続看護・退院支援が必要と判断した患者を入退院センターでリストアップし、その情報をもとに、地域医療連携課の社会福祉士や退院調整看護師と共有する。継続支援の必要性を判断したケースにおいては、入院前よりケアマネジャーや訪問看護師などの在宅チームと連携を取り、退院後まで見据えた支援計画を立てる。退院後の外来通院においても、サポートが必要な患者に対しては、外来看護師との情報共有を強化する取り組みを行う。

また、地域医療連携課と協働して、入院前から必要性に応じて転院相談を行い転院先の仮予約をしておくという「入院前転院予約」を構築して運用を開始した。現在は整形外科のリハビリテーション転院において活用している。入院前から介入することで、患者・家族も退院後のイメージを持つことができ、安心して治療に向かえるという効果が得られている。また、地域医療機関との連携強化や効率的な病床の利用にも貢献している。

入退院センター介入による効果

1 医師・看護師の業務負担軽減

入退院の流れを図３に示した。このように、手術決定以降、確定までを入退院センターで担うことにより外来診療にゆとりが生まれ、その時間を１人１人の診療内容に還元している。また、外来の待ち時間の短縮と診療終了時間も早まった。

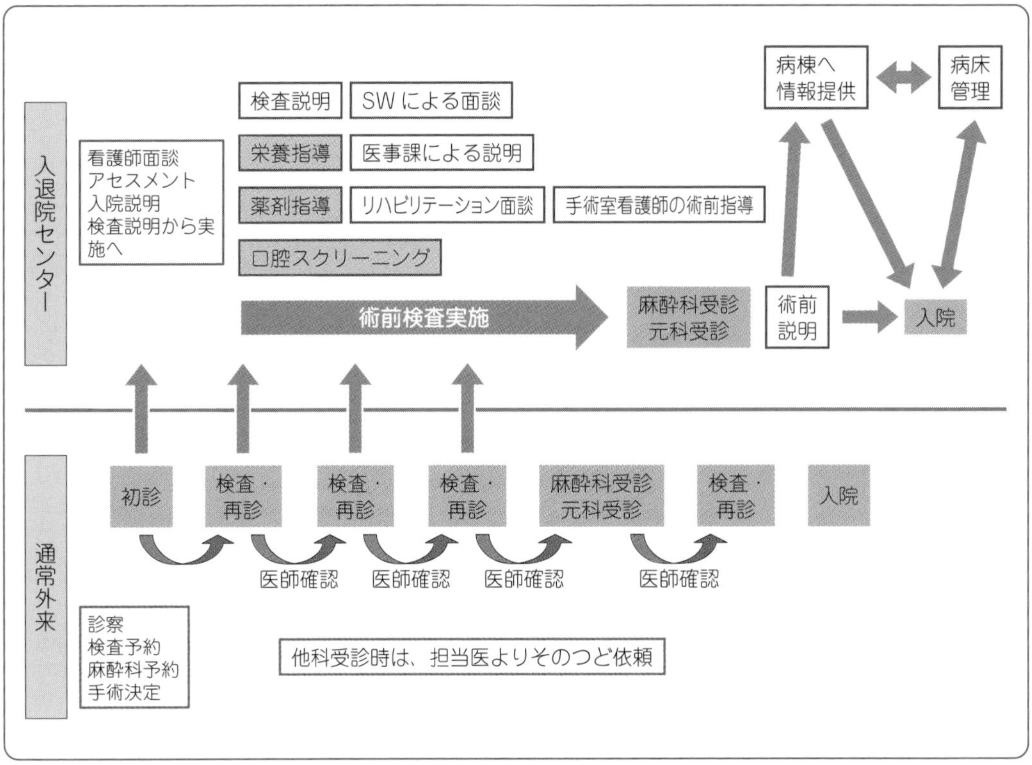

図３　入退院の流れ

❷ 周術期（術前）管理の質の向上

入退院センター介入後は、術前追加検査数・休薬忘れ・手術キャンセル数などが確実に減少している。フローチャートの作成利用が浸透することにより、医師を含む多職種の専門性を理解し尊重し合うという意識が生まれ、それぞれのプロに「権限移譲する」素地をつくるきっかけにもなった。

❸ 患者・家族への説明と心の準備・参画への促進

患者・家族は抱えている不安を聞くに聞けない状況にあったが、入退院センターという窓口で対応してもらえるという安心感を持つことができた。これまで受け身であった患者が、これから受ける医療を自分のこととしてとらえ、心身ともに準備していく行動変容の手助けになっている。患者アンケートでも、「相談しやすくなった」「入院前後の予定がわかり、イメージしやすくなった」などの評価の声があった。

このような可視化できるメリットとともに、入退院センターが、院内において多職種連携・チーム医療の提供の場であることもメリットであると考えられる。

今後の課題

これからの課題は、変化を恐れない業務改善と、コメディカルとのさらなる連携強化である。

入退院センターの機能拡大に伴う待ち時間増加への対応、スタッフの教育体制強化、人員の補強、業務内容の見直しなど、課題は途切れることはない。

入退院センターへの信頼度と期待度も高まり、介入診療科も拡大し、介入件数はさらに増加している。それに応じて、説明内容や検査項目の追加変更、プロトコールの追加など、入退院センター業務内容は増えている。

看護師は、そのような状況の中にあっても患者にとってよりよい医療環境を提供したいという思いが強く、業務が加速的に追加されていく。患者・家族の満足度が高まる一方、医療者側の負担が増えるのも事実である。

このようなアンバランスな満足度は継続しないであろうという危惧もある。そうならないためにも、日々の業務を俯瞰し、必要であれば院内に存在する専門職に信頼と責任をもって業務改善を行う必要性がある。

何事も「当たり前」に業務に向かうのではなく、常に最適解を求めて、「何？」「なぜ？」「本当に？」といった疑問を持ち続けていく姿勢を多職種と共有していくことを忘れてはならない。

入退院センターでの看護師の役割は、手術を受けられるようにコメディカルの持つ情報を統合し、さらに患者自身が持っている回復過程を整えていく環境づくりの調整役であると思われる。

「それは私の仕事ではありません」ではなく、「それは私たちみんなで解決する仕事です」という思いを看護師自ら発信していくことが大切である。そして、患者に一番近い存在である看護師がチームをつなぎ、患者の安全と安心を守っていくことが必要であると考えている。

患者・家族の「よりどころ」であり、医療者にとっては「チーム医療の実践の場」として、まだまだ発達途上である入退院センターの成長を図っていきたい。

【執筆】
看護副部長／入退院センター 副センター長
太田加代

7 KKR高松病院（香川県高松市）
多職種カンファレンスで、ケアの継続につなげる入退院支援センター

POINT

●診療報酬上の加算
入退院支援加算 1　入院時支援加算 1

●PFM での課題解決テーマ	●対策
・タスクシェア／タスクシフト	**・多職種の持ち分の範囲（役割）を広げ、重なり合う**

施設紹介

■病院概要（2022 年度実績）

・病床：179 床
・DPC 算定病院 133 床（うち HCU6 床）、地域包括ケア病棟 46 床
・標榜診療科 17 科
・年間入院数 3,884 名
・平均在院日数 11 日（一般病棟 9.5 日、地域包括ケア病棟 20.1 日）

■病院の特徴

救急指定病院（24 時間対応）。診療科による専門分野別診療体制を縦糸とし、糖尿病センター、睡眠呼吸センター、心臓血管病センター、栄養サポートチーム（NST）、感染対策チーム（ICT）、がん治療サポートチームなどのチーム医療を横糸として連携し、質の高い医療の提供を目指している。病診連携や病病連携による紹介制度や、登録開業医による開放病床の利用を通して地域医療に積極的に参画している。

■入退院支援センター・地域医療連携室

・スタッフ：医師（管理者）1 名、看護師 4 名（入院時支援担当者 1 名・退院支援担当者 2 名・連携室専従担当者 1 名）、MSW2 名（退院支援担当者 1 名・地域連携室専従者 1 名）、事務 2 名（地域連携業務担当者）、合計 9 名
・入退院支援センター対象患者：予定入院患者すべて
・入退院支援（PFM 含む）取り組み開始時期：外来で入院決定された日、その他

は入院当日

■入退院支援加算１　入院時支援加算１

入院前の取り組み

入院前に入院生活の「見える化」を促進するために、院内パスの導入を進めている。

予定入院患者については、入院加療の目的がはっきりしているため、行われる治療工程はおおむね統一されている。入院前のかかわりとして、院内パスによる治療を見える化することで患者に安心感を持っていただいている。さらに、アナムネ聴取時に行う確認事項を統一することによって「医療的（身体的）側面」「心理的側面」「社会的側面」を網羅している。主として入院前説明は看護師が行っているが、休薬など薬については再度薬剤師が行っている。また、社会的不安を表出する患者には、医療ソーシャルワーカーが面接時間を設け対応している。

このように、表出される不安に対しては十分に対応できているが、患者や家族が内に秘めたままにしている不安には対応できていないのが現状である。現段階では、いかに内に秘めた不安を表出させることができるかについては、入院前説明を行う看護師のアセスメント能力に頼っているところが大きい。

また、術後せん妄などについてはある程度予測可能だが、入院中のADL低下や認知能力の低下については入院前説明時に説明することは難しい。現在のところ、高齢者に対して介護認定や介護サービス利用状況の把握にとどまっている。

入院前支援のメリットとデメリット

入院前支援を実施することのメリットとしては、以下のことが挙げられる。

①入院する患者の不安を軽減できる。

②入院まで中止する薬などを説明することによって、誤って内服してしまうことなく、検査や手術などをスムーズに行うことができる（休薬忘れによる検査・手術の中止や入院取消しを避けることができる）。

③ ADLや認知力などを考慮して部屋を決めることができる。

一方、入院前支援を実施することによるデメリットとしては、以下のことが挙げられる。

①入院決定された外来診察日に行われるため、その日の在院時間が長くなってしまう。患者の体調などにより、拘束時間が長いことに耐えられない場合がある。

入院時からのかかわり

❶ 入院時スクリーニング

患者入院時には、退院支援が必要かどうかスクリーニングを行う（図1、入院から3日以内）。スクリーニングを行うと同時に、病棟担当看護師と退院支援担当者がカンファレンスを行う（基本的に入院時、または入院後直近の平日にそのつど行っている）。退院支援が必要な場合は、入院から1週間以内に退院支援計画書（図2）の立案を行う。

また、介護保険や障害福祉サービスを利用している患者に対しては、ケアマネジャーや相談支援員に連絡して入院したことを報告し、今までの生活状況の聞き

入院時スクリーニング

患者ID：　　　　　　　　患者氏名：

【目的】
入院直後に、患者・家族に対して退院支援・退院調整が必要かどうかをアセスメントし、治療の場から生活の場へ移行するために必要な支援を明らかにする

【手順】
①入院後48時間以内に患者・家族および地域からの情報を基にスクリーニングを行う。
②後日退院支援担当が項目の再チェックを行う
③退院支援担当は担当ケアマネジャーに入院を伝え情報提供を受ける

記入日　　年　　月　　日

入院から2日以内		
医療面	□誤嚥性肺炎など呼吸器感染症　認知症　脳血管疾患　心不全　がん末期のいずれかに当てはまる □再入院である ＊入退院が頻回または1か月以内の再入院 □緊急入院 □病態によりADL・IADLが低下することなどが予測される ＊脳血管疾患　骨折　認知症など □医療処置がある、または導入予定 □薬剤の自己管理または家族管理が困難 □摂食嚥下機能の低下があり、栄養状態が不安定 □施設からの入院 □病院からの転院	
介護面	**介護保険** □無　□申請中 □有　□要支援（　　　）□要介護（　　　） □日常生活の自立が困難である **現在利用しているサービス** □無 □有　□ヘルパー　□デイサービス　□ショートステイ　□訪問看護 □その他（　　　　　） □排泄に介助が必要である	
退院支援	□不要　□要	
評価者	病棟	地域連携室

図1　入院時スクリーニング

退院支援計画書

（患者氏名）＿＿＿＿＿＿＿＿＿＿ 様

入院日：　　年　　月　　日
計画着手日：　　年　　月　　日
計画作成日：　　年　　月　　日

病棟（病室）	（　　　　　）
病名 （他に考え得る病名）	〔急性心筋梗塞、心肺蘇生後　　　　　　〕 □脳血管障害　□心疾患　□骨折・整形疾患　□難病　□呼吸器　□認知症　□精神 □その他（　　　　　　　　）
退院に関する 患者以外の相談者	□家族　□その他関係者（　　　　　　　　）
退院支援計画を行う者の氏名 （下記担当者を除く）	

退院困難な要因	入院前における療養支援計画
□悪性腫瘍、認知症、急性呼吸器感染症（誤嚥性肺炎等）のいずれか □緊急入院である □要介護状態の疑いがあるが要介護認定が未申請である □家族または同居者から必要な介護を行われにくい状況である □家族または同居者から虐待を受けている、またはその疑いがある □生活困窮者である、もしくは恐れがある（生活保護、医療保険未加入、等） □入院前に比べ ADL が低下し、退院後の生活様式の再編が必要（と推測）である □排泄に介護を要する □同居者の有無にかかわらず、必要な養育または介護を十分に提供できる状況にない □退院後に医療処置（胃瘻等経管栄養法、ストーマ、褥瘡処置等）が必要 □入退院を繰り返していること □その他患者の状況から判断して上記に準ずると認められる場合	※予約入院で入院前支援を実施した場合に記載 □日常生活動作獲得や身体機能の回復のための支援を行う □褥瘡発生の予防ができるように支援を行う □症状に合わせて適切な栄養管理を行う □内服管理等を含めた医療管理方法について検討を行う □退院に向けて地域の関係職種と連携を行う □状態に合わせた支援を行う □その他（　　　　　　　）

退院にかかわる問題点 課題等	□退院後の療養先　□介護のこと　□病状の不安　□医療処置のこと □療養費　□家族のこと □その他（　　　　　　　　）
退院へ向けた目標設定 支援期間、支援概要	〈現在利用中のサービス〉 介護保険：　□なし　□あり　　要介護度： 障害者手帳：　□なし　□あり　　　級 特定疾患等：　□なし　□あり　（　　　　　　） その他： 〈退院計画の目標〉 □退院後の療養先を決定　□介護保険等の在宅ケアの準備 □転院・施設の選定　□医療費・療養費について検討　□その他 〈支援概要〉 〈支援期間〉
予想される退院先	□在宅　□リハビリ病院　□一般病院　□療養型病院　□精神病院 □緩和ケア　□介護老人保健施設　□有料老人ホーム　□特別養護老人ホーム　□グループホーム □その他施設（　　　　　　　）
退院後に利用が予想される社会福祉サービス等	〈制度〉　□介護保険　□難病　□身体障害者手帳　□生活保護 □その他（　　　　　　） 〈サービス〉　□ヘルパー　□訪問看護　□介護用品　□往診　□かかりつけ医 □デイサービス　□入浴サービス　□宅配食　□移送車 □その他（　　　　　　）

注）上記内容は、現時点で考えられるものであり、今後、状態の悪化等に応じて変わり得るものです。

説明・交付日：
（病棟退院支援計画担当者）　印
（退院調整部門退院支援計画担当者）　印
（本人）

図 2　退院支援計画書

取りを行っている（入院から3日以内）。

❷ カンファレンスの実施

各病棟単位で曜日を決めて、リハビリテーションカンファレンス・退院支援カンファレンスなどを重ねて行っている。入退院支援担当者と病棟担当看護師だけでなく、多職種でのカンファレンスが実施できているため、問題点や今後の目標（ゴール）の共有が可能になっている。それらは、退院支援記録（図3）、退院支援・退院調整介入アセスメント（図4）として記録されている。

特に、入院加療において、退院が見えたときの医療者と患者や家族との温度差については気をつけている。医療者としては、急性期治療が落ち着いて次のステップ（転院や退院）に移れると思っていても、「入院前の元気なときの状態に戻っていないので元の状態になるまで入院させてほしい」などと言われることがある。

そのため、そのつど行われているカンファレンスの方向性や目標（ゴール）について、患者や家族に伝えて温度合わせすることも大切である。ただし、病状の説明・転院や退院については、必ず主治医から説明するようにしている。主治医以外のメディカルスタッフから医師より先に転院や退院の話をしてしまうと、「主治医から何も説明されていない」などの不満を表出されてしまうからである。

当院では、介護認定や身体障害者手帳認定には、退院支援担当者だけでなくMSWもかかわっている。入院後のカンファレンスにおいて退院支援介入不要や介護保険利用不要（介護認定非該当を予測）とされる場合は、身体障害者手帳の取得を説明するときが大切なアセスメントの場となっている。

例えば、COPDの患者が在宅酸素療法導入のために教育入院を行う際に、リハビリテーションとして呼吸器リハビリテーションを実施し、安静時労作時の酸素量を評価している。担当看護師は、退院後の療養において患者がどれだけ操作可能か、また、家族がどこまで支援できるかを評価している。MSWは、身体障害者手帳の手続きの説明を、退院後の心理社会面の視点に立って行っている。退院後毎月通院する際「在宅酸素療法指導管理料」として、今まではなかった医療費の自己負担金が発生してくる。毎月定期で発生する医療費の自己負担金は、患者の生活を慢性的に圧迫することがある。患者の退院後の生活安定（安心）のためにも、手続き説明の機会に心理社会的アセスメントを行うことが必要である。

退院前カンファレンスの実際

退院後の生活が入院前と変わらない場合には、ケアマネジャーとの介護支援等連携指導にとどまる場合もある。逆に、退院後の生活が入院前の生活から大きく変わる場合は、退院時共同指導（多機関共同指導）のように多職種でカンファレ

退院支援記録

患者ID：　　　　　　　　　　　　　患者氏名：

入院前の生活状況	
今後の予測	□入院前と同じ □在宅から施設へ □施設の変更 □他（　　　　　　　　　　　　　　　　）
本人・家族の希望 問題点	
地域連携室への退院支援介入の必要性	□退院支援介入が必要 　　　年　　　月　　　日　退院支援介入依頼 □経過をみて判断 □必要なし

介入、カンファレンス等記録

年　　　月　　　日　記載者 同席者 同席者
年　　　月　　　日　記載者
年　　　月　　　日　記載者
年　　　月　　　日　記載者
年　　　月　　　日　記載者
年　　　月　　　日　記載者
年　　　月　　　日　記載者

図3　**退院支援記録**

退院支援・退院調整介入アセスメント

患者 ID：　　　　　　　　　　　　　　患者氏名：

【目的】

入院医療から、暮らしの場へ移行する時の課題を整理し、入院前との違いを明確にして、方向性の共有・療養環境の準備、調整を進める

【手順】

①入院より７日以内にカンファレンスを行い退院支援介入が必要か判断し具体的な退院支援・退院調整を進めていく

②退院支援計画書を作成

③状態が重篤または不安定な場合は、状態の改善を確認して再評価する

記入日　　　年　　月　　日

治療開始後から安定期
□病状の理解や今後予測される状態の理解がない □疾患の病状管理が必要 □退院後の生活様式の再編が必要
医療処置がある
□医療処置の再始動が必要　□新たに医療処置の導入がある □気管切開　□褥瘡処置　□経腸栄養　□ CV・PICC・ポート　□吸引 □ NIP　□ HOT　□ ASV　□ストマ　□ドレーン □尿路系管理　□自己注射　□疼痛管理 □その他　（　　　　　　　　　　） □服薬管理が確実にできない　□疼痛コントロールが必要 □経口摂取が困難である □入院前の施設に戻れるかの確認が必要、または変更の可能性がある □介護保険の区分変更、または申請を行い介護サービスの利用が必要
日常生活の自立が困難である
□入院前の住環境に課題あり　□独居、または独居になる時間帯がある □支援できる家族がいない　□経済的問題 □高齢者世帯　□家族が介護できる状況にない　□移動に介助を要する □外来通院に介助が必要 □おむつ使用　□排便コントロールが必要 □退院支援部門の介入が必要 □病棟での支援で可能 □経過を観てからの判断が必要　　　月　　　日頃再評価

評価者	病棟	退院支援担当

図４　**退院支援・退院調整介入アセスメント**

ンスを行っている。カンファレンスの結果は、介護支援連携指導書や退院時共同指導記録用紙に反映している（図５、図６）。

退院前カンファレンスでの考え方において、院内スタッフと退院後を担うスタッフで温度差があることがしばしばある。院内スタッフの想いとしては、入院中

に行っている「ケア」を退院後も同じように行い、継続した「ケア」の提供を求めることがある。退院後の生活においては、すべてが患者本人や家族の考え・想いが中心になるため、入院中同様の療養生活ができるとは限らない。

例えば、自宅に他人を入れることを極端に拒んだりする退院患者は少なくない。そうなると、退院後の支援方法がデイサービスやデイケアなど通所系サービスに限定されてしまう、患者のその日の気分や体調によって通所系サービスを休みがちになることもあり、継続的なケアが難しくなる場合もある。

介護支援連携指導書

患者 ID	
患者氏名	

【初回】

カンファレンス日時		
情報提供者		
情報提供先	事業所名	
	介護支援専門員名	
傷病・治療の状況、方針、等		
退院後の方向性	本人または家族の希望	
	病院や介護支援専門員の考え	
退院までに介護支援専門員が調整しておいてほしい内容		
要介護認定の状況		

患者氏名＿＿＿＿＿＿＿＿＿＿

【2 回目】

カンファレンス日時		
情報提供者		
情報提供先	事業所名	
	介護支援専門員名	
傷病・治療の状況、方針、等		
退院後の方向性	本人または家族の希望	
	病院や介護支援専門員の考え	
退院後の支援内容		
要介護認定の状況		

※ケアプランの写しを添付して保管してください。

患者氏名＿＿＿＿＿＿＿＿＿＿

図 5　介護支援連携指導書

退院時共同指導　記録用紙

患者 ID：
患者氏名：　　　　　　　　　（　　　歳）

記録者：

開催日時	
場所	
参加者	参加者（　　　名）
指導内容	
備考	

図 6　**退院時共同指導 記録用紙**

退院前カンファレンスにおいては、病院側の意見を押しつけないことが原則である。ケアが継続できなかった場合のリスクなどの説明は必要であるが、絶対に継続しなければいけない「掟」ではない。そのため、院内スタッフと退院後を担うスタッフが協調し合いながら、カンファレンスが行われるように心がけている。

チーム医療の中の入退院支援

医師の働き方改革、タスクシェア／タスクシフトが強調される中で、再びチーム医療が注目されている。現在、医療機関で展開されているチーム医療は、「医師の働き方改革、タスクシェア / タスクシフト」の名のもとに役割分担が進められている。そのため、入退院支援においても副作用が出てきている面もあるように思われる。

❶ 入院前支援

入院前支援において、入院生活の「見える化」は患者にとって非常に大切なことと思われる。「説明を行う」という手段によって患者個別のニーズをアセスメントする目的を果たされているが、得てして説明を行うことが目的になってしまいがちである。

❷ 入院中のケア

入院前のアナムネ実施や専従の退院支援担当者による入退院支援が行われているなか、入院中のケアを担当する看護師の「退院後の生活」という視点が薄くなる場合がある。「入院中のケア」の視点では、安心・安全な療養生活を送るため内服薬の配薬から始まり療養生活のすべてを看護師が管理している。しかし、退院後に在宅生活を送る患者はすべて自分で管理するようになる。そのため、患者がどこまで自分でできるか、どのような工夫をすれば自分でできるようになるかを入院中も考慮しておく必要がある。

平成20年度診療報酬改定で初めて「退院調整加算」が盛り込まれ、「入退院支援加算」などと改定されるたびに、求められる要件が増加している。診療報酬に盛り込まれる前（平成20年以前）までは、病棟担当看護師によって普通に行われていた「退院後のケアの視点」や「退院後の患者自身の可能性」「自分でできるための工夫」などのアセスメントが、病棟担当看護師の業務から除外されているように思われる。それは、チーム医療という役割分担が強調されすぎた弊害とも言えるだろう。今こそ、チーム医療の原点に返り本来のチーム医療の姿を再考する必要があると考えられる。

❸ チーム医療における入退院支援

これからのチーム医療における入退院支援では、多職種やさまざまな役割の担当者が、今よりも少しずつ視野を広げ、持ち分の範囲（役割）を広げ、役割が少しずつ重なり合う状態にすることが必要である。そして、互いの想いをディスカッションすることが重要である。そのためには、それぞれの職種・担当者が、どんな想いを持って患者・家族に対してどんなことを行っているかを知る必要があるだろう。チームの中のお互いを知り・お互いを理解し・お互いを協調し合うことこそが大切だと考えている。

【執筆】
地域医療連携室 MSW　**岡本健志**

8 順天堂大学医学部附属順天堂医院（東京都）入退院支援加算の経営的メリットも重視した取り組み

POINT

●診療報酬上の加算

入退院支援加算２　入院時支援加算１・２

●PFMでの課題解決テーマ	●対策
・経営的メリット ・緊急入院受け入れ困難事例	・入院支援センターフロー可視化 ・未収金防止（入院時オリエンテーションでの説明） ・病床管理の工夫

施設紹介

■病院概要

・病床数：1,051床（一般1,036床、精神15床）

・入院患者数：344,309人（1日平均943人）（2022年度）

・外来患者数：1,052,021人（1日平均3,731人）（2022年度）

■病院の特徴

特定機能病院として高度な先進医療を提供するとともに、高度の医療に関する開発・評価および研修を行う。二次救急医療機関。

[法令による医療機関の指定等]

エイズ拠点病院、災害拠点病院、東京都地域周産期母子医療センター、地域がん診療連携拠点病院、認知症疾患医療センター、東京都小児がん診療病院、臨床研究中核病院

■医療サービス支援センター

退院支援チーム：室長・医師1名、医療福祉相談室MSW（常勤）7名、患者・看護相談室看護師（常勤）6名、入院支援センター（非常勤）看護師5名

退院支援を実践するMSWと看護師は、各病棟に主担当と副担当として配置されているが、病棟数29に対して2病棟に1名の配置にはなっていない。

■入退院支援加算２　入院時支援加算１・２

■入院支援センターは2019年5月に設置。

医療サービス支援センターの概要

医療サービス支援センターは、図１に示したように前方連携の医療連携室と後方連携を担う医療福祉相談室（MSW）、患者・看護相談室（看護師）と入院支援センター（看護師）から構成されている。この中の入院支援センターの設置目的は、患者が安心して入院生活が送れるよう支援すると同時に、予定入院患者の情報を入院前に把握し、退院後の状況や生活を見据えた支援を早期に開始することである。対象者は、メンタルクリニック科を除く全診療科の入院申込患者と家族で、看護師による入院前の面談は、産科、小児科、小児外科、15 歳未満の患者以外を対象に行っている。

入院前患者の月平均対応患者件数は約 1,400〜1,500 件程度で、看護師の入院前支援は月平均 200 件程度となっている。

術前外来は予約制となっており、麻酔科医師の診察および看護師による問診と手術のオリエンテーションを実施している。さらに、歯科医師の口腔内診察による歯周病等の治療やマウスピースの作成を行っている。また、術中の気管挿管チューブ使用時の歯の脱臼や脱落予防にも努めている。薬剤師が常駐しており、薬剤の確認と術前の中止薬の説明を行い、確実に手術が実施できるよう支援している。

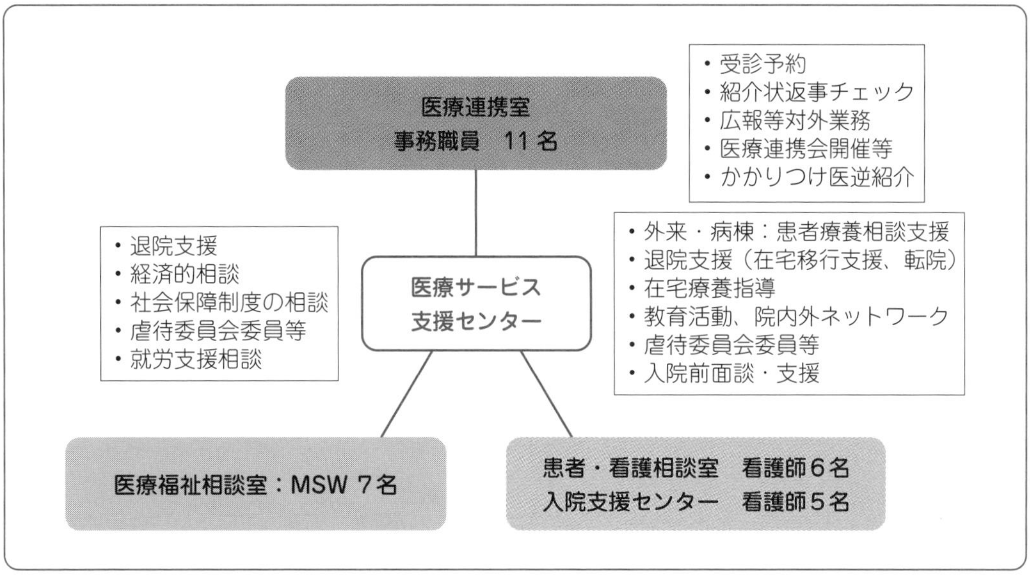

図１　医療サービス支援センターの概要

入退院支援の具体的な取り組み

1 入院時支援加算算定のメリット

入院時支援加算を経営的側面から見たとき、入院時支援加算単独では収支のインパクトが小さいことが課題である。実際に、急性期病院に予定入院で入ってくる割合は低く、対象となる患者の絶対数は少ない。しかし、入院時支援加算の算定のための要件に対応することによって、入院時支援加算以外の加算をしっかりとることが可能になることに注視したい。

例えば、入院時支援加算をとることで、「外来・入院栄養食事指導料の算定」や糖尿病や脂質異常症の特別食加算の算定などが可能となる。そのため、医師や看護師の業務負担軽減を考慮しつつ、全体的に見て仕組みをつくる必要があると考えている。認知機能アセスメントから「認知症ケア」、ADLや入院前介護サービス・福祉サービスから「総合評価」「介護支援連携」「退院時共同指導」などの算定につながり、介護との連携を外来時に"予測"し実施するといった「医療の質」と「他施設との連携（シームレスケア）」を向上させる取り組みが可能になる。このことは、結果的に「加算」として経営的に評価されることにつながるのではないかと考えられる。このような仕組みづくりも含めて、当院では、多職種で構成される入退院支援関連委員会で検討する機会を設けている。

入院支援センターの看護師は、対象患者のカルテ情報を確認し、面談が必要な患者を選定して患者または家族と面談を実施する。主に入院前の情報として、地域でどのように暮らしていたのかなどを聴取する（表1）。そして、社会福祉制

表1　入院前評価項目と実施のメリット（色文字は必須項目）

入院前評価項目	入院前評価実施のメリット
1. 患者情報の把握	患者状態の事前把握、患者の入院に伴うリスクアセスメント、事前準備
2. 入院前の利用サービスの把握	退院後の生活に必要なサービスの変更や事前準備
3. 褥瘡危険因子の評価	予防対策の事前計画・準備等
4. 栄養状態評価	栄養状態の評価、入院中の食事・形態の計画・準備等
5. 服薬中の薬剤の確認	治療・検査のための服薬中止薬の確認、持参薬の確認・管理等
6. 退院困難要因の評価	事前に困難な要因の解決策の立案、早期退院支援・調整、退院後の生活に必要なサービスの検討等
7. 入院中の治療・検査の説明	安心・安全な治療・検査の実施、患者の不安軽減、疑問の解消等
8. 入院生活の説明	安心・安全な入院生活の準備等

度の申請・利用状況など積極的に接点のある事業者に連絡し情報を求めている。特に、一人暮らしやキーパーソンがいない場合などはお互いの連絡が必須となる。

以下の８つの項目に対して評価している。

①身体的・社会的・精神的背景を含めた患者情報を把握して電子カルテ内に入力し、多職種が見てわかりやすいように明記している。

②入院前に利用している介護サービス、または社会福祉サービスを聞き取りして電子カルテ内に入力し、病棟看護師や退院支援チーム等多職種が見てわかりやすいよう明記している。

③褥瘡に関する危険因子の評価を院内規定に沿って行い、電子カルテ内に入力し、褥瘡がある場合には早期に褥瘡対策チームが介入できるようにしている。

④栄養状態、食物アレルギーを確認し、アレルギーや入院前にフレイル患者を把握した際には栄養士に引き継ぎをして、介入を依頼している。

⑤服薬中の薬剤（薬剤師による薬剤鑑別の情報）については薬剤師が確認し、術前の中止薬が確実に中止できるよう説明し、手術が確実にできるよう努めている。

⑥退院困難な要件の有無の評価（退院困難スクリーニング）を行い、病棟看護師あるいは退院支援担当者へ連絡して引き継ぎし、入退院支援加算算定とともに入院時支援加算が算定できるよう依頼する。

⑦入院中に行われる治療・検査の説明に対する理解度を確認し、理解が不足している場合は再度医師からの説明を依頼することもある。

⑧入院生活の説明に対する理解度を確認し、不明点の解消に努めている。

入院支援センターのフローを図２に示した。

❷ スクリーニングシート

退院支援を要する患者の抽出には、「退院困難スクリーニング」を用いている(図３)。図に示した退院困難な要因について評価し、退院困難と予測される患者を抽出している。これらは成人のスクリーニング項目であるが、小児・思春期患者では追加項目を設けている。

❸ 入退院支援加算算定の工夫

電子カルテ内の「CITA クリニカルフロー」を確認して、退院困難スクリーニングと退院支援計画書作成が期限内に実施されているか、入院前支援で療養支援計画書が患者に交付されているかを確認して各病棟の退院支援担当者が算定入力を行っている。「CITA クリニカルフロー」とは、１画面で「入院情報」「療養支援計画書」「退院困難スクリーニング」「入院診療計画書」「退院支援計画書」「栄養管理計画書」「看護連携サマリ」「退院療養計画書」等が作成されているかが目

（p.110 につづく）

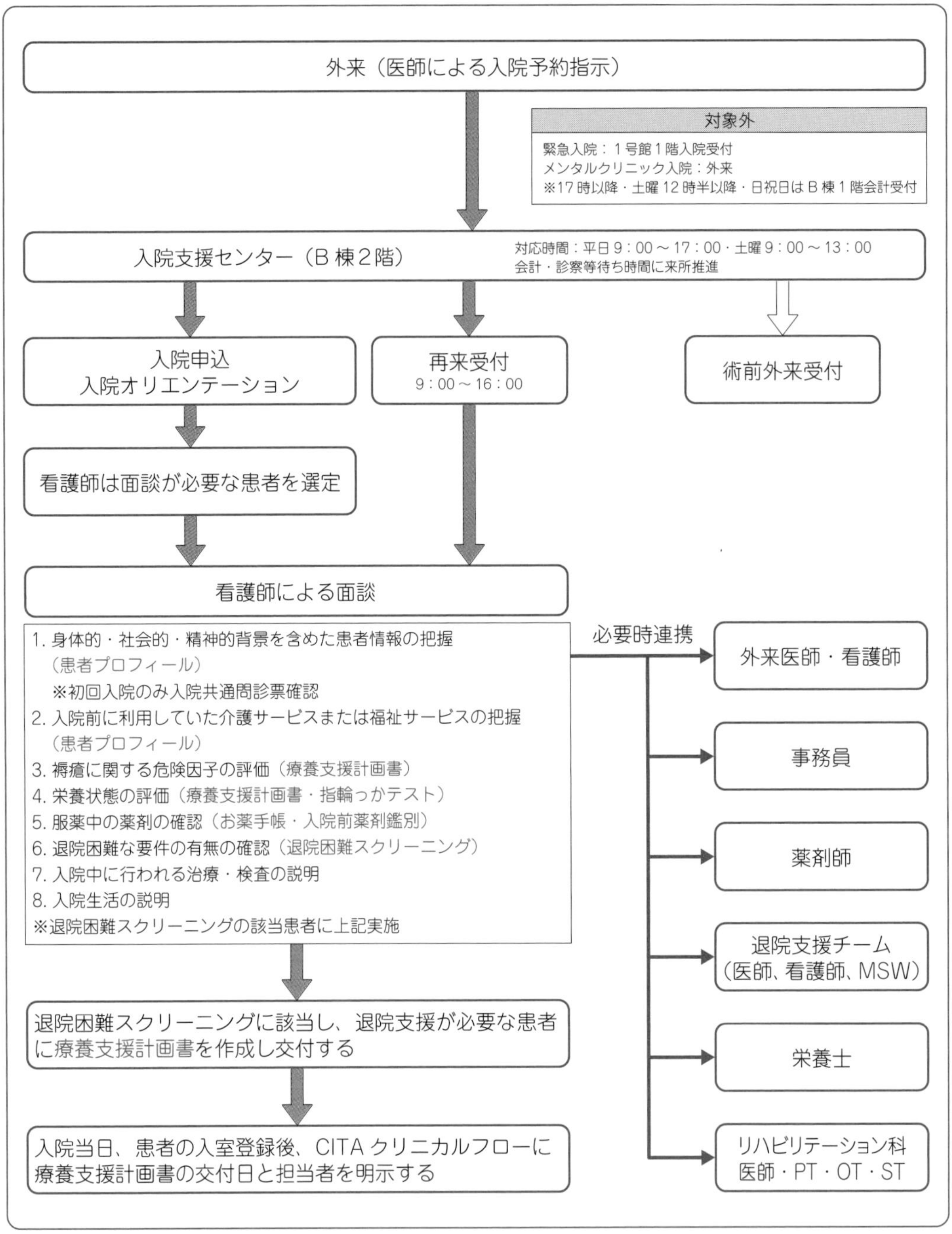

図２　**入院支援センターのフロー**

退院困難スクリーニング

ID　（　　　　　　　　　　）　診療科　（　　　　　　　　　　）
氏名　（　　　　　　　　　　）　生年月日　（　　　　　　　　　　）
評価日
評価者　（　　　　　　　　　　）　所属　（　　　　　　　　　　）

退院困難な要因

□予定外の再入院または緊急入院である
以下のいずれかにあてはまる
□悪性腫瘍、難病疾患、心不全、誤嚥性肺炎等の呼吸器感染症、精神科疾患
その他疾患・病態により継続的な疾患管理を必要とする
□退院後に医療処置が必要である
□病態から ADL の低下が予想され退院後の生活様式再編が必要である
□排泄に介助を要する
□同居者の有無にかかわらず、必要な養育または介護を十分に提供できる状況にない
□要介護状態の疑いがあるが、介護保険が未申請である
□高齢者虐待・障害者虐待・DV が疑われる：特殊ニーズ評価対象
□生活困窮者、または医療保険未加入者であり経済的な問題や不安がある
□入院治療を行っても長期的な低栄養状態になることが見込まれる
□家族に対する介助や介護等を日常的に行う児童（ヤングケアラー）である
□児童等の家族から介助や介護等を日常的に受けている
□その他患者状況から判断して上記に準ずると認められる

□該当なし

小児・思春期のみ追加評価項目（15 歳未満）

□呼吸、栄養吸収障害、体重増加不良のいずれかがある
□養育者の育児不安が強い
□身体的虐待・ネグレクトの疑い・危険性がある
□保育園・幼稚園・学校に通うことに不安がある

退院困難な要因

□ 項目あり

退院支援専門チーム

依頼　　現時点では不要

図 3　退院困難スクリーニング

視でき、クリックすると内容が確認できるものである。

各病棟の退院支援担当者は、医師から退院支援介入の依頼があった際には退院支援計画書の署名や、交付と算定入力が漏れなくできているか、退院時に電子カルテで確認している。

④ 退院時共同指導料算定の工夫

COVID-19 感染症拡大の対策として面会制限を実施していたため、オンラインで退院前カンファレンスを実施することを推奨している。介護支援連携指導料についても同様に、ケアマネジャーと患者がオンラインで顔合わせを行い、ケアプラン内容について検討できるよう努めている。

⑤ 多職種連携・情報共有の工夫

院内では週１回のカンファレンスと電子カルテ内のメッセージ等を利用して情報共有を行っており、PHS 等で連絡を取りあうように努めている。院外の関係者との情報提供は、患者・家族の同意を得て電話連絡やファックス、オンラインカンファレンスを通して実施している。

⑥ 看護連携の工夫（外来・病棟・地域）

外来看護師が病棟カンファレンスに参加する場合や、病棟看護師が外来看護師に連絡して経過観察や継続支援を依頼する場合がある。当院は訪問看護を実施していないため、地域の訪問看護師等へ電話やファックスでの情報共有、またはオンラインカンファレンスで連携するよう努めている。医療処置等技術的な指導内容については、患者のスマートフォンを利用して処置方法を動画で撮影するなど工夫している。

⑦ 部署間連携の工夫

退院支援担当者は、担当している病棟で週１回カンファレンスを実施している。その際に、医師や PT・OT・ST などが参加する部署もある。各診療科の特徴に合わせて、院内でのカンファレンスを看護部と協働して実施している。また、当室と看護部が協働して、年間を通して療養支援リンクナース会を開催している。各病棟と外来の療養支援リンクナースの委員を中心に、研修会や部署内での退院支援における課題解決や質改善のため、年間計画を立案し活動している。

⑧ 病床管理の工夫と課題

診療科ごとに、効率のよい診療の工夫や疾患別 DPC の全国平均を参考にして治療計画等を立てている。医療情報端末画面で、各病棟の「瞬間病床稼働率」や空床の有無を可視化して見られるように工夫している。また、患者のDPC期間も確認できるようになっており、退院時期の目安が検討できるようになっている。

課題としては、診療科によって救急外来での緊急入院受け入れが困難な事象が発生している。そのため、全診療科において、初診外来患者をスムーズに受け入れられる体制を整えられるよう努力している。

⑨ 未収金防止のための工夫と課題

未収金対策として、以下のような工夫をしている。

①入院前のオリエンテーションで高額療養費の限度額適用認定証の取得を推奨しており、支払い額が所得区分に応じた自己負担限度額となるようにしている。

②外来と入院の医療費を後払いすることができる、後払いクレジットサービスの利用登録の選択ができるようにしている。

③当日の支払いに不安がある場合に、本人の同意を得てオンラインで限度額適用認定証を確認し負担金額を少なくしている。

④未払いが続いている場合には、催促の連絡をすると同時に自宅近くのコンビニエンスストアで支払いできるよう所定用紙を送付している。

⑤本人の支払い能力に合わせて、分割払いができるようにしている。

課題としては、外来患者数と入院患者数が多いことから、未収金額が多額になりやすいことが挙げられる。そのため、会計待ち時間の短縮や支払い方法の選択肢を増やすなどの工夫をしている。

⑩ 平均在院日数短縮のための工夫

平均在院日数短縮のために、入院診療計画書を患者・家族に交付する際には、おおよその入院期間を伝えるようにし、治療が終了したらすみやかに退院することの動機づけを行っている。そして、入院支援センターで入院前に支援した患者および家族に対しては、口頭で入院期間を伝えると同時にサイネージで入院案内を行っている。

さらに、入院前支援の実施や入院後の退院支援専門チームの活動が早期に行えるように運用している。そのため、医師に治療方針を早期に確認し、1週間以内に院内カンファレンスを実施して介入できるよう努め、カンファレンス参加後に家族面談を早期に実施できるよう日程調整を図り、早期介入するよう努めている。

また、電子カルテの瞬間病床稼働率のなかで、DPC期間別在院日数が入院患者ごとに確認できるため、カンファレンスで長期入院とならないよう情報提供している。

⑪ スタッフ教育

看護部療養支援リンクナースを各部署に配置して、年間活動（5月から翌年3月まで）を実施している。講義形式と並行して、リンクナースを中心とした各部署の課題解決に向けた病棟内での活動を支援している。退院支援チームの看護師が対面で講義を計画して実施しており、制度利用等はMSWが講義を担当している。

また、研修医教育や院長含め各診療科の連携担当医師が参加する医療連携委員会で、毎月1回入退院支援委員会報告を実施して、退院支援や病床利用率等の理解をしてもらえるよう努めている。

コラム

私たちのつぶやき

医師の診療情報提供書作成期間や内容にばらつきがあるため、退院支援の進捗（支援期間）に支障をきたす場合があります。転院先や在宅医療の相手が必要としている内容が適切に記載されていたならば、追記修正等をしなくてもよいのですが……。研修医のときに情報提供書の作成内容や方法など、上級医師が指導してほしいと思います。あるいは、もう少し早く作成してもらえたならば、退院までの期間短縮につながるのではないかと思うこともあります。

病棟看護師も忙しいことは十分承知していますが、退院支援部署がやるものと決めつけないでほしいと思います。患者の一番近くにいるのは病棟看護師です。患者の治療や退院後の生活などの疑問や不安について、聞いてあげてほしいです。大学病院は職員の入れ替わりが激しいため、退院支援の教育はやり続けなくてはならず、終わりのない支援であると思っています。

（宮本千恵美）

【執筆】
医療サービス支援センター 患者・看護相談室
看護師長　**宮本千恵美**

9 聖路加国際病院（東京都）
入院から退院まで一貫した「療養支援」を行うための院内外横断的な組織づくり

POINT

●診療報酬上の加算

入退院支援加算１　入院時支援加算２

●PFMでの課題解決テーマ	●対策
・外来看護師による「入院オリエンテーション」 ・手術中止事例の減少、医師のタスクシェア ・看看連携（外来看護、病棟看護）	・病棟と共有の「在宅情報シート」記載 ・周術期センター ・外来看護師が病棟療養支援カンファレンス参加

施設紹介

■病院概要
- ・病床数：520床
- ・年間入院患者数：実数17,903人、動態161,413人
- ・平均在院日8.0日
- ・外来患者数（新患）57,507人、外来患者数（再診）524,107人、分娩件数1,610人（2021年度）

■特徴的な概要
- ・東京都救命救急センター（3次救急）・特定機能病院・東京都地域がん診療連携拠点病院・東京都災害拠点病院・臨床研修指定病院・外国人医師臨床修練指定病院・東京都地域周産期母子医療センター・東京都地域連携型認知症疾患医療センター
- ・JCI（Joint Commission International）認定取得、Magnet認証取得

■入退院にかかわる概要
- ・入退院支援センターなし、入退院支援加算１、入院時支援加算２を算定
- ・相談・支援センター（4部署統合での名称）：センター長；医師１名（兼任）、医療連携室；事務６名、がん相談支援室；看護師１名、療養サポート室；看護師

5名、医療社会事業科；MSW8名、事務1名
・入退院支援取り組み開始の時期：2016年

■院内の組織横断的活動

・種々の認定・専門看護師活動に加え、さまざまな多職種構成の横断的チーム活動がある。高齢者ケアチーム（認知症・せん妄予防・対策）、緩和ケアチーム、リエゾンチーム、NST、呼吸ケアチーム、術後回診チーム、AYA支援チーム、ACPサポートプロジェクトチームなど

Ⅰ　取り組みの概要

1 相談・支援センターの体制について

当院の入退院支援部門は、相談・支援センターである。4つの部門の複合組織で、病院1階の2か所に分かれて設置されている。昭和4年に日本で初めて設置されたソーシャルワーカーの部門である医療社会事業科（SSD：Social Service Department）が、長らく退院調整を担っていた。時代の変化とともに、医療連携室、がん相談支援室、療養サポート室が設置され、複合体として相談・支援センターとなった。その組織の変遷から各部門に管理者が存在している（図1）。

院内の用語として、当院は「入退院支援」ではなく、「療養支援」という用語で統一している。

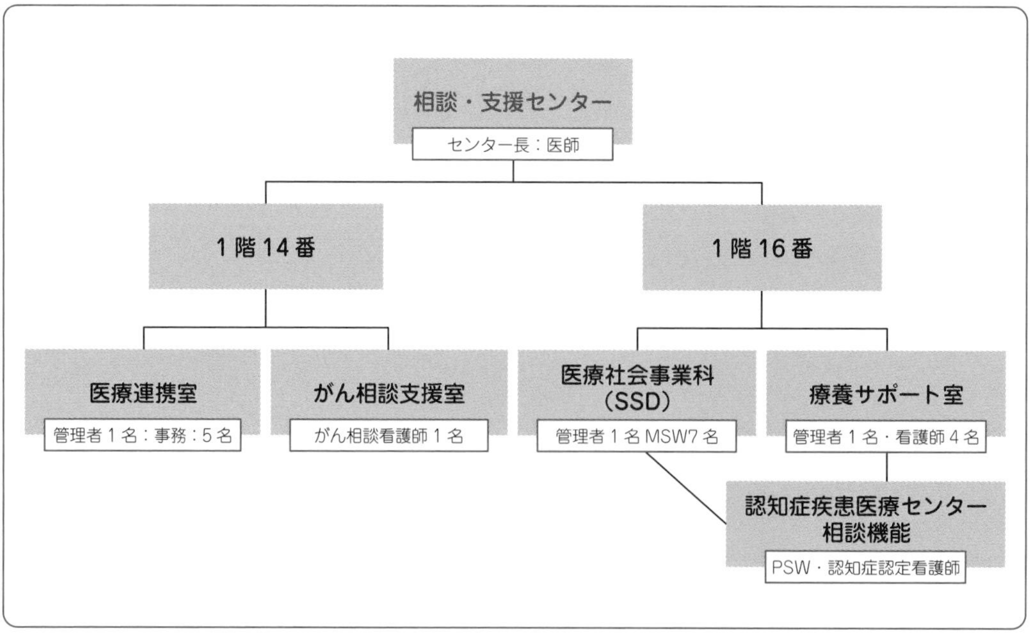

図1　相談・支援センター組織図

医療連携室	・救急・外来受診後、聖路加以外の転院受け入れ調整 ・入院直後の急性期転院調整 ・かかりつけ医への逆紹介（外来）
医療社会事業科 （MSW）	・生活基盤の弱い患者への対応（KEY がいない・虐待や介護放棄・経済的困窮者など） ・社会資源の説明 ・転院調整・リハビリ病院、療養型病院、施設入所など
療養サポート室 （療養支援 Ns）	・在宅調整が中心 ・医療依存度が高い・進行がん等、退院後に病状変化が予測され ACP に基づく説明や訪問診療や訪問看護等の在宅医療体制が必要な場合

図２　相談・支援センターの療養支援：各部署の役割と特徴

療養支援上の相談・支援センターの役割は、支援する患者の特徴を踏まえて役割分担している（図２）。入院前もしくは入院直後に転院を希望する患者の転院調整は、機動性を活かして対応する事務職から構成される医療連携室、ソーシャルワーカーの職性を活かし生活基盤の脆弱な患者への対応をする医療社会事業科、医療職である職性を活かし医療依存度や進行がんなど疾病管理に重点が置かれる患者の支援を担当する療養サポート室が行っている。

PFM のメリットとして、手術中止事例の減少や医師のタスクシェアが挙げられるが、当院では周術期センターがその役割を担っている。

❷ 看護部の療養支援部門（図３）

看護部の理念には「対象となる人々の生活の質（Quality of Life）の向上を目指した看護サービスを提供する」「対象となる人々の信条・人格・生活・権利を尊重し、自己決定・自律への支援を行う」が含まれており、療養支援は看護部の重点活動と位置づけられている。

外来および病棟看護師と相談・支援センターの看護師を含め全看護職員の活動としているが、療養支援の質の管理は外来・病棟各部署の ANM（アシスタントナースマネジャー）の役割とされていている。そのため、アシスタントナースマネジャー会において、療養支援の質の改善や効率性の向上は常に定型課題に挙げられている。

また、外来・病棟各部署には、ナースマネジャー推薦で院内研修を修了した「療養支援リンクナース」が複数名存在し、各部署のアシスタントナースマネジ

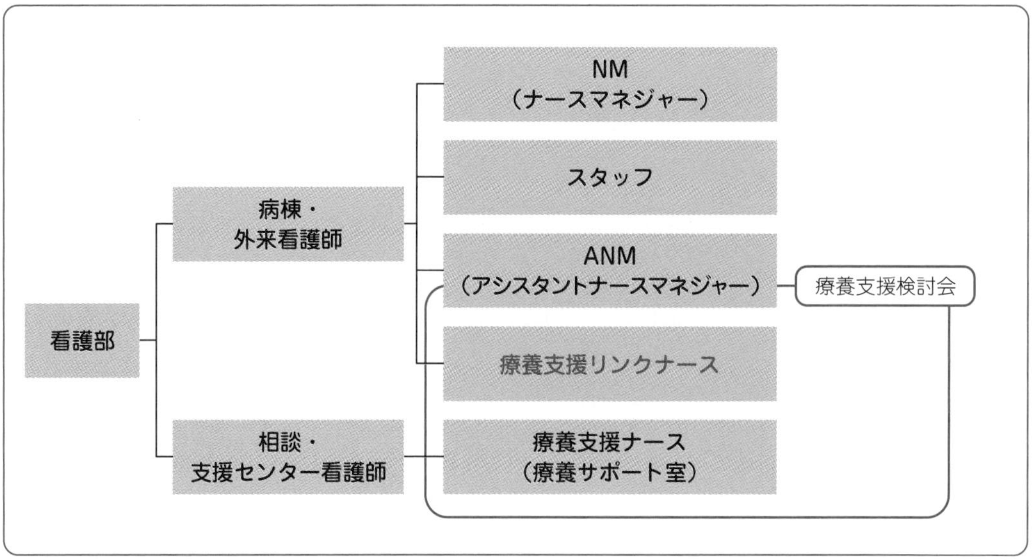

図3　看護部の療養支援部門

ャーとともに自部署の療養支援活動の中心的役割を担っている。この「療養支援リンクナース」「アシスタントナースマネジャー」「相談・支援センターの療養支援ナース」の3職種で「療養支援検討会」を開催し、病院全体の療養支援についての課題を検討・改善する活動をしている。

Ⅱ　入退院支援の実際

1　入院時支援体制（外来）

入院時支援加算は、2018年から算定を開始した。当院は入退院支援センターを設置せず、各診療科の外来で入院オリエンテーションをする際に「退院困難な要因の有無の評価」としてスクリーニングを行い、該当患者に入院時支援加算2に該当する項目「身体的・社会的・精神的背景を含めた患者情報の把握」「入院前に利用していた介護サービス又は福祉サービスの把握」「入院中に行われる治療・検査の説明」「入院生活の説明」を行い、機能的な入退院支援センターとしている。外来での入院時支援の大まかなフローを図4に示す。

この概案に沿って、各診療科で詳細な運用案を立案し、実施している。算定の対象者も入院予定者全員と決めず、外来看護師が業務量との兼ね合いで見計らいながら支援の必要性が高い患者から支援を始め、算定を開始し、徐々に対象者を拡大している。例として、整形外科外来は手術に向けた自己血輸血採取のタイミングを利用して支援介入をしている。その運用案を示す（図5）。

収集した情報については、病棟も共有で使用している在宅情報シート（テンプ

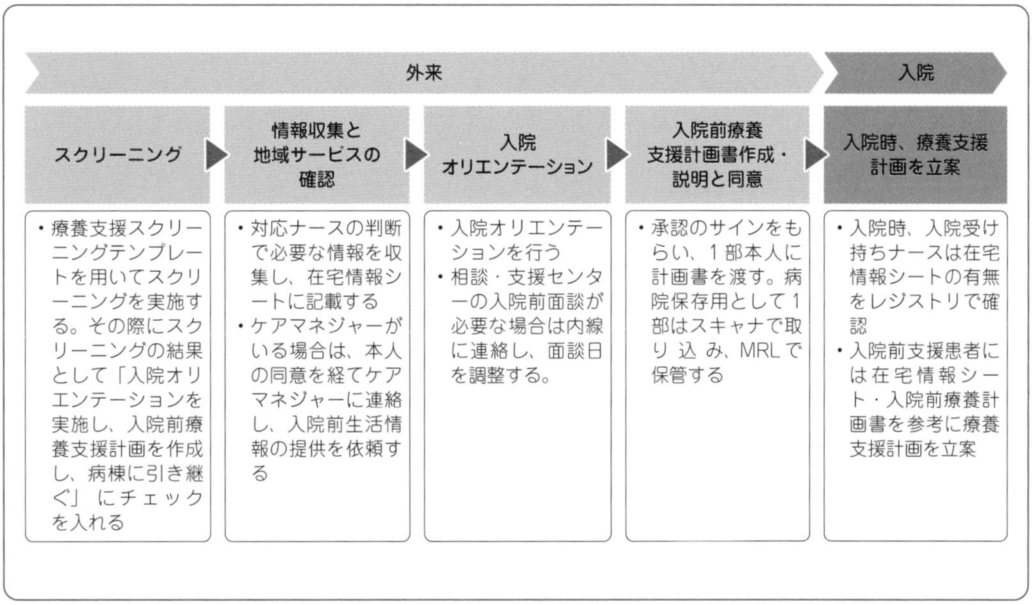

図4　外来からの入院支援運用

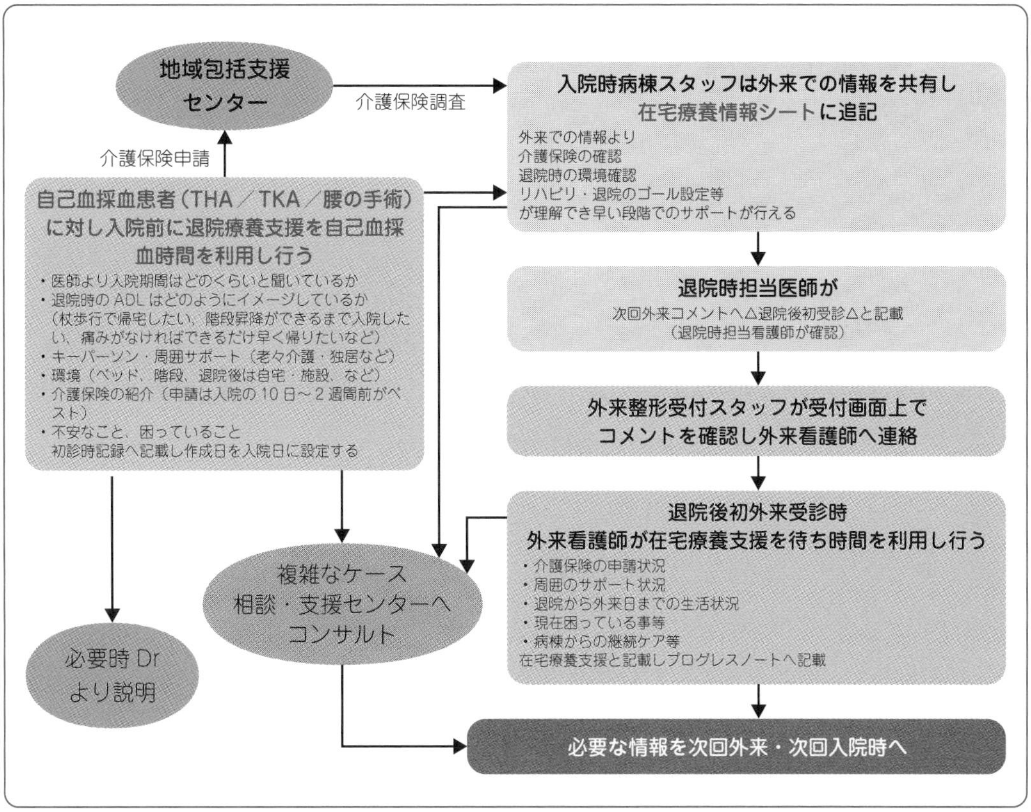

図5　整形外来入院時療養支援

レート）に記載し、情報の追加・更新を随時行っている。

外来と入院との情報共有やディスカッションの場として、病棟の療養支援カンファレンスに外来看護師が参加することで直接連携する機会を設けている。

② 入退院支援体制（入院）

1）全体像

当院は宇都宮宏子氏らが示す３ステップを基本として運用している（図６）。以下に各プロセスの運用を示すが、第２、３段階は治療やリハビリと併行しながら進むため、ステップを意識はしているが、実際は療養計画（入退院支援計画）・看護計画のPDCAサイクルに吸収され運用している。

2）第１段階：スクリーニング＆アセスメント

入院時の療養支援スクリーニング（表１）は、患者が入院した病棟の看護師が24時間以内に行う。実際は入院時の種々の（せん妄や栄養・疼痛・褥瘡等）のテンプレートとセット化されてカルテ展開されている。

3）第２段階および第３段階

第２段階の「意思決定支援や自立支援」、第３段階の「サービス調整」は、実際は併行して進んでいく。療養支援のスクリーニング項目に該当した患者には、

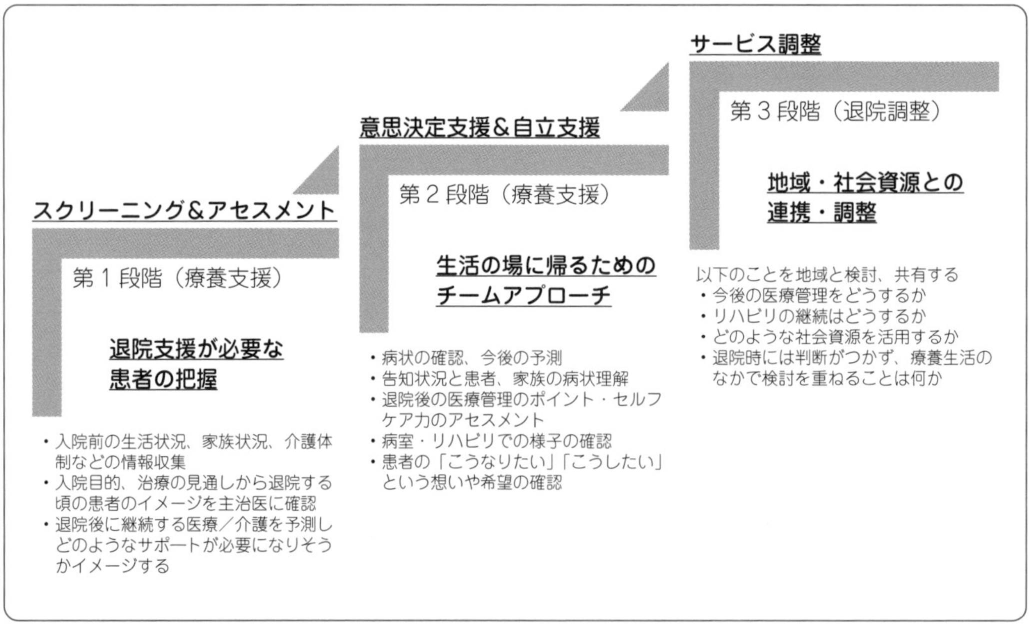

図６　**療養支援の３step**

宇都宮宏子，三輪恭子：これからの退院支援・退院調整　ジェネラリストナースがつなぐ外来・病棟・地域．日本看護協会出版会，東京，2011．を参考に作成．

表1　第1段階：スクリーニング（療養支援が必要になる要因）

医療
●緊急入院 ●認知症・悪性腫瘍・急性呼吸器疾患 ●在宅で介護保険・訪問看護・訪問診療を利用している ●退院後に医療処置・慢性疾患自己管理が継続する ●入退院を繰り返している
生活
●施設入居者 ●介護保険未申請 ●入院前よりＡＤＬ低下し、退院後に介護が増える可能性がある ●介護力不足が予測される（独居・老々介護・日中独居・介護サービスを利用したがらない） ●現時点で排泄に介護がいる
ソーシャル
●キーパーソンがいない ●虐待・DV・介護放棄・ヤングケアラーの可能性がある ●保険証がない・生活保護・療養費のことに不安がある ●アルコール依存・精神障害・知的障害・発達障害・身体障害により生活に困っている ●育児困難が予測される

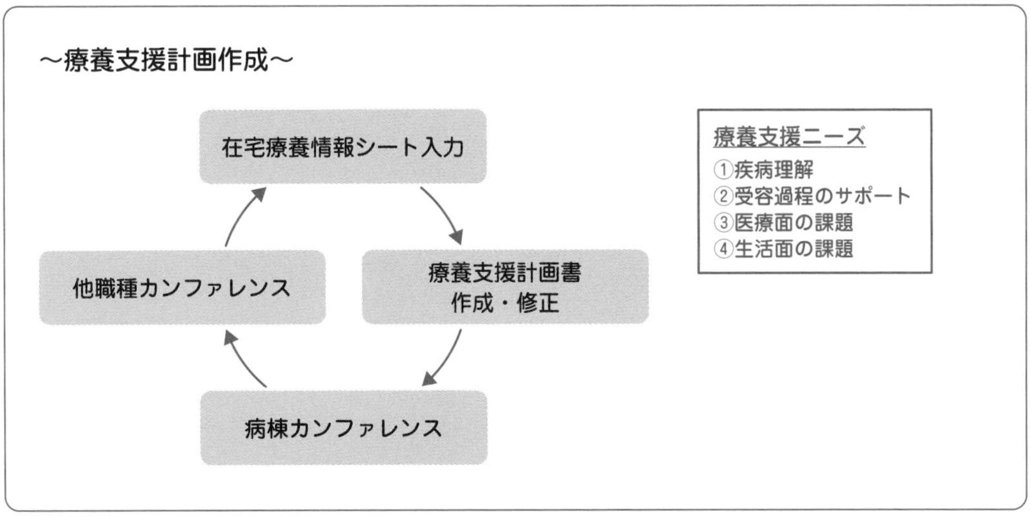

図7　step 1：療養支援ニーズのアセスメント〜療養支援計画作成〜

図7のように入院時に取得した情報から療養支援ニーズを、①疾病理解、②疾病受容過程のサポート、③医療面の課題、④生活面の課題の視点からアセスメントし、看護計画および療養支援計画書（入退院支援計画書）の立案を行う。療養支援計画は病棟カンファレンスや他職種カンファレンスを経由しながらPDCAサ

イクルを回しながら修正されていく。

3 病棟カンファレンス・退院前共同指導カンファレンスの工夫

病棟の療養支援カンファレンスは、各部署週1回30分を原則とし、定例開催している（図8）。基本的に、参加者は病棟看護師・入退院支援の専従看護師・病棟担当の入退院支援看護師が最小単位である。実際は、各病棟のアシスタントナースマネジャーと療養支援リンクナースを中心にして、部署全体の業務量・カンファレンス時間等を工夫しながら参加職種を設定している。

消化器疾患患者が中心の外科や内科病棟は、栄養サポートチームの栄養士や看護師を必須参加者に加える、呼吸器疾患患者が中心の病棟では呼吸器ケアチームも参加するなど病棟で主体的に運営している。

病棟のアシスタントナースマネジャーは、NSTや高齢者ケアチームなど横断的なチームの活動にも携わっているため、「今日の病棟療養支援カンファレンスにはこの患者の栄養の課題を話し合いたいのでNSTチームにも参加してもらったほうがよい」など、流動的な参加者のコーディネートも担う。

病棟専従看護師は病院すべての部署の療養支援カンファレンスに参加するが、全病棟の療養支援計画者の把握や、各患者の情報の把握のために、個別にカルテを参照していると膨大な時間を要す。情報システム部門がある特性を活かし、

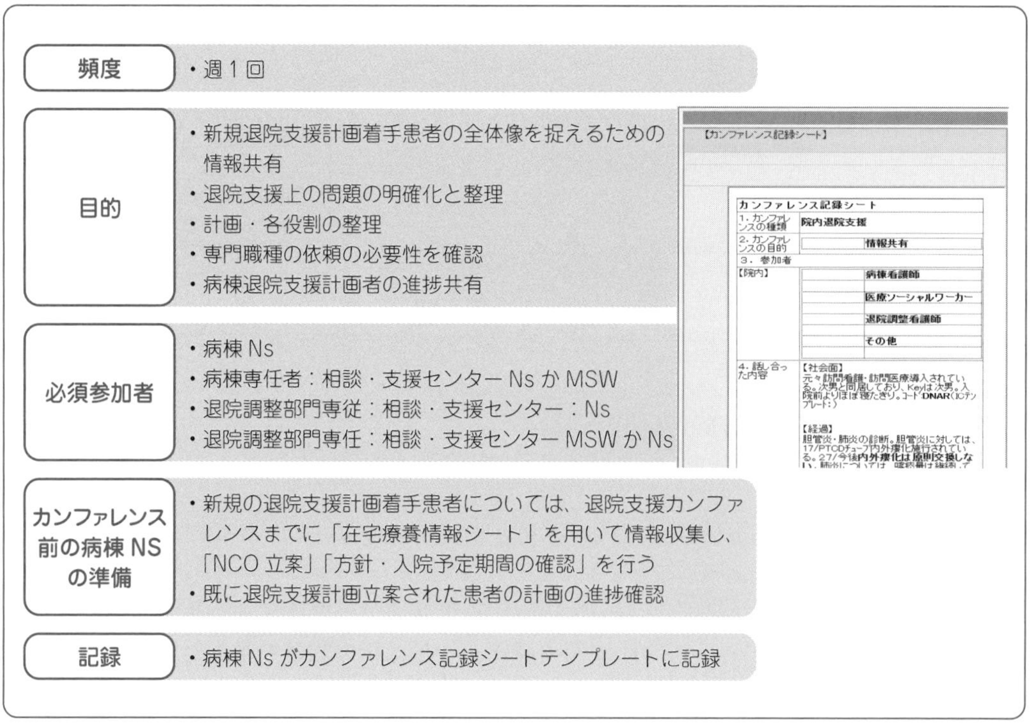

図8　病棟療養支援カンファレンス

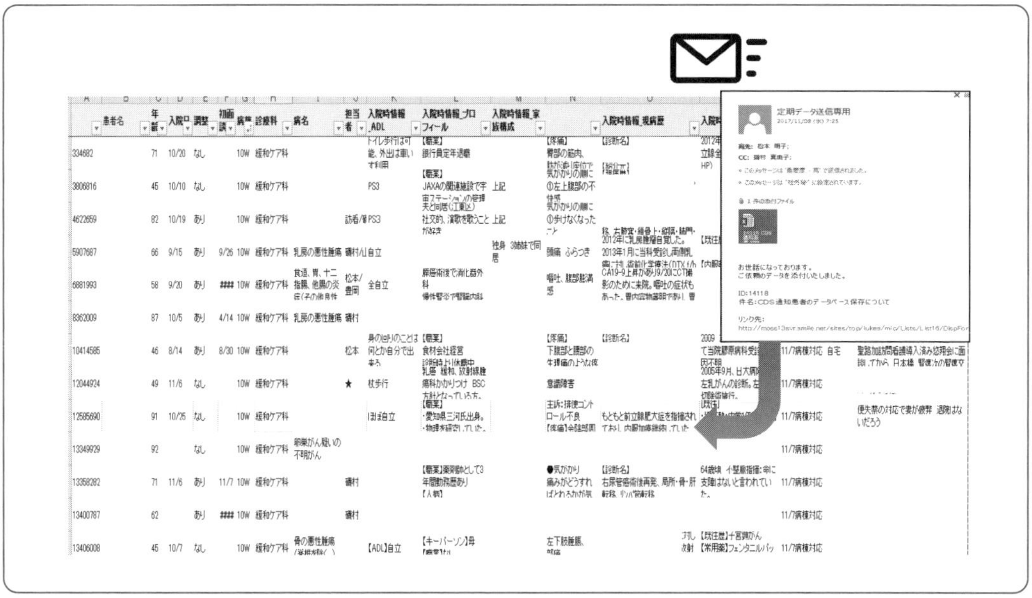

図９　入退院支援専従役割の全療養支援計画立案者の情報把握方法：データ二次利用

SEらと試行錯誤の結果、カルテのデータを２次利活用している（図９）。入院時に病棟看護師が療養情報シートに入力した情報や医師が入院時に収集した情報のうち、療養支援上必要な世帯構造や入院前のサービス利用状況等項目を抽出作表し、毎日院内メールで送信してもらうことで情報収集の時間が格段に短縮された。

退院時共同指導のような地域多職種カンファレンスの最大の課題は、カンファレンスに要する時間である。特定機能病院であり、医師の研修病院であるという特徴から、地域とのカンファレンスへの医師の参加率は高いが、時間がかかることへの抵抗感は非常に強い。オンラインでも対面のカンファレンスでも、最大限効率的に行えるように企画運営する相談・支援センター側が患者・家族との打ち合わせを含め、事前準備等を徹底している。

その工夫の１つとして、カンファレンス当日の朝までにカンファレンス記録のテンプレートにカンファレンスの目的や討議事項をまとめ、院内外の参加者と共有、その議事に沿って開催する。また、カンファレンスの初めに、医師との討議事項を共有し、医師が途中で離席できるような運営の工夫をしている。また、話が弾むと長くなりがちなカンファレンスのため、初めに30分と宣言し、カンファレンス参加者全員が見られる位置にタイマーを設置して、参加者全員に時間を意識した発言をお願いしており、全員参加のカンファレンスは時間厳守で開催している。

❹ 外来の看護師が参加する病棟療養支援カンファレンス

PFMは患者への入院前から在宅移行後までの多職種による一貫した支援であ

る。多職種による病棟療養支援カンファレンスをする中で、外来看護師が聴取した情報がカルテ内に書かれていても、膨大な量の情報の中で埋もれてしまい、病棟で十分に活かされにくいという課題もあった。

そこで、外来看護師が病棟の療養支援カンファレンスに参加し、直接予定入院患者の課題やケア方法を伝え、時に緊急入院で今後の外来に通院することになる患者の課題を病棟看護師が伝えるなど双方向性の対話ができる機会を作った。直接対面でディスカッションすると課題も焦点化される。「患者さんは認知症で短期記憶障害はあるけれど、大きな文字でこんなふうに明示して数回繰り返して説明すると、ある程度記憶を保持することができる」など、より個別性の高いケア方法を外来看護師が病棟看護師に伝えることで、病棟での術前処置や術後の処置管理方法の教育に活かすことができる。

このように、外来看護師が加わる病棟カンファレンスは、相互のコミュニケーションのうえに風通しをよくし、情報共有にとどまらず、その副産物として、今後の患者の治療・生活を踏まえたより丁寧な支援方法を生み出すことがある。図10のように、病棟・外来看護師間の信頼関係ができると、ルーティンワークではないケアが創出される。

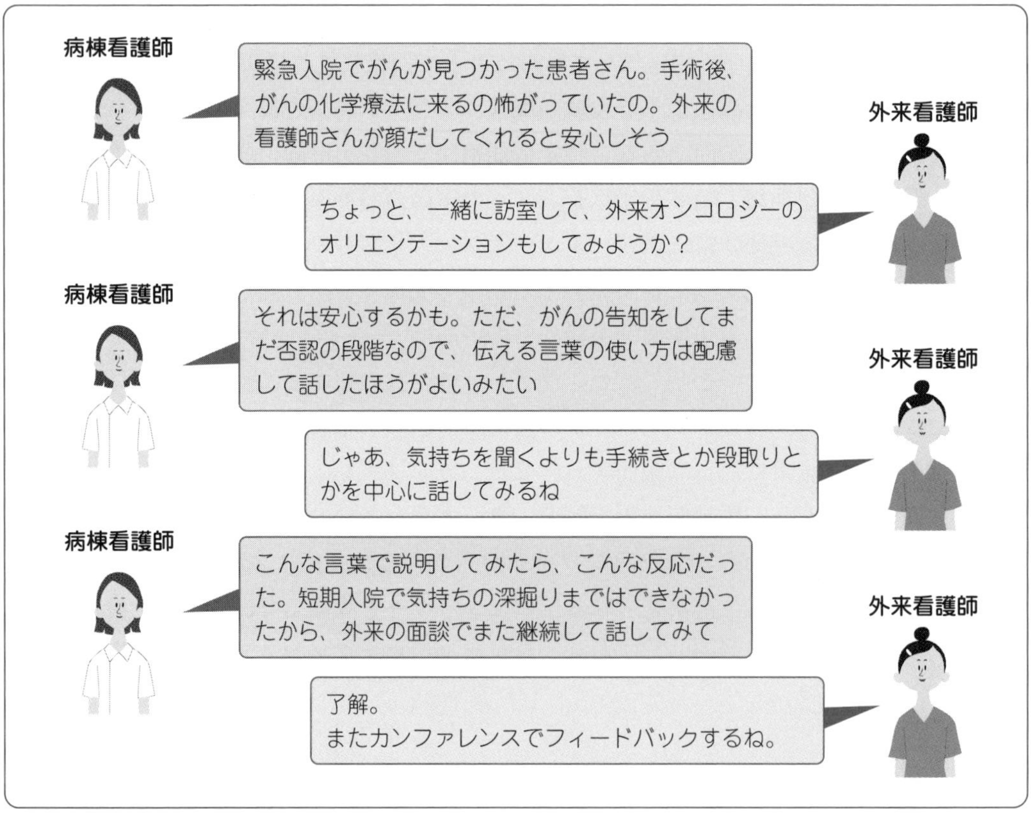

図10　外来看護師の参加する病棟の療養支援カンファレンスでのやりとり

緊急入院でがんが見つかり、退院後に外来で化学療法を行うことになったものの、これからの治療や生活に不安を抱えている患者に対してのやりとりである。外来看護師からの提案で、本来退院後の初回外来で行うオンコロジーセンターの患者オリエンテーションを入院中に外来看護師が実施し、患者が外来でも治療に伴走してくれる医療者の存在を実感し、安心して退院していくといったフレキシブルで新たな創造的なケア創出の場にもなっている。

この取り組みは、緩和ケア科や腫瘍内科・乳腺外科など、がん治療にかかわる診療科から始まったが、今では内科領域を含む13診療科の外来看護師が関連する病棟の療養支援カンファレンスに発展している。

5 HCU（ハイケアユニット）の入院時介護連携体制

入院患者が介護保険サービスを利用している割合は、年々増加している。入退院支援センターを持たず、ケアマネジャーとの入院前連携を定型業務化していない課題として、入退院支援加算1の施設要件でもある介護支援連携指導料の算定件数の不安定さがあった。当院は救命センターを持つという特徴から、当院をかかりつけ病院としていない緊急入院患者が多く、生活背景がまったくわからないまま入院となる患者も多く存在している。そのため、せん妄発生等に伴って退院直前に患者の生活の脆弱性が明らかになり、退院調整に時間がかかるなど、支援開始の遅れが課題になっていた。

そこで、2022年からケアマネジャーとの連携が始まり、HCUに緊急入院の患者の「入院前に利用していた介護サービスまたは福祉サービス」を把握することとなった。HCUでは、患者・家族に対してケアマネジャーとの連携についての同意を得た上で、相談・支援センターに介護連携の依頼をし、療養支援ナースが3日以内にケアマネジャーとともに対面かオンラインで入院初期の介護連携カンファレンスを実施する体制となった。

6 療養支援検討会

療養支援検討会は、療養支援リンクナース研修を修了した病棟・外来のアシスタントナースマネジャーと病棟・外来の療養支援リンクナース、相談・支援センターの療養支援ナースとで構成されている。年度によって、毎月、もしくは隔月で、年度初めに活動目標を掲げ、時間外勤務対象の検討会として夕方60〜90分間開催している。時に入退院支援スクリーニングの算定漏れを課題として各部署で問題解決に取り組んだり、患者の経験を聴く多職種事例検討会を行い、そこで聞いた患者の声を反映した療養支援計画書を改定したり（図11）、病院外施設を見学研修し、療養支援の実践に活用する等の活動をしている。近年はACPへの関心が高まり、救命の場面である集中治療室で患者の思いを拾いたいと、患者

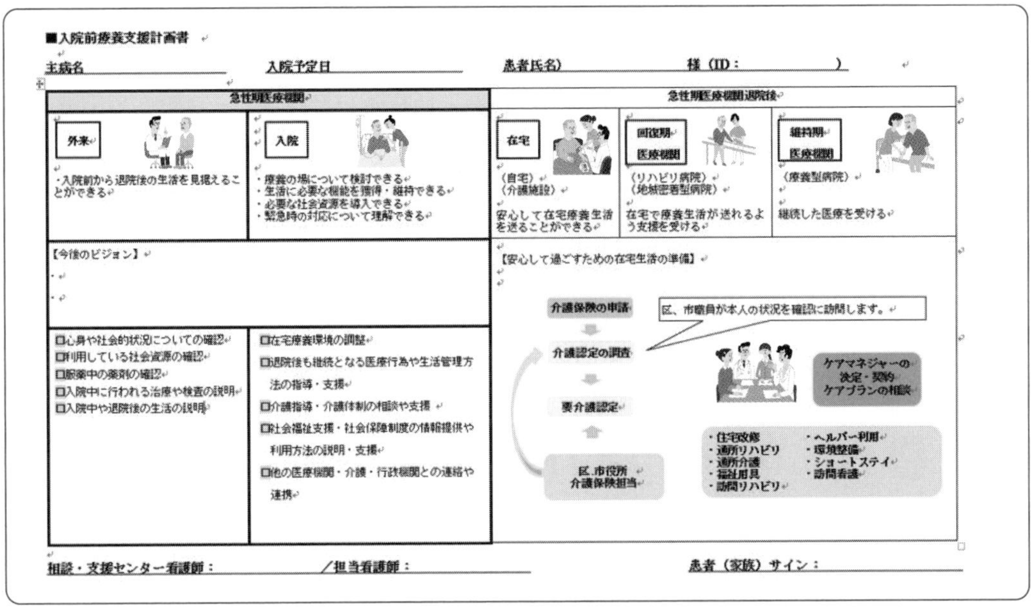

■入院前療養支援計画書

主病名　　　入院予定日　　　患者氏名）　　　様（ID：　　　）

急性期医療機関		急性期医療機関退院後		
外来 ・入院前から退院後の生活を見据えることができる	入院 ・療養の場について検討できる ・生活に必要な機能を獲得・維持できる ・必要な社会資源を導入できる ・緊急時の対応について理解できる	在宅 〈自宅〉 〈介護施設〉 安心して在宅療養生活を送ることができる	回復期 医療機関 〈リハビリ病院〉 〈地域密着型病院〉 在宅で療養生活が送れるよう支援を受ける	維持期 医療機関 〈療養型病院〉 継続した医療を受ける
【今後のビジョン】 ・ ・		【安心して過ごすための在宅生活の準備】 介護保険の申請 介護認定の調査 要介護認定 区.市役所 介護保険担当 区、市職員が本人の状況を確認に訪問します。 ケアマネジャーの 決定・契約 ケアプランの相談 ・住宅改修 ・通所リハビリ ・通所介護 ・福祉用具 ・訪問リハビリ ・ヘルパー利用 ・環境整備 ・ショートステイ ・訪問看護		
□心身や社会的状況についての確認 □利用している社会資源の確認 □服薬中の薬剤の確認 □入院中に行われる治療や検査の説明 □入院中や退院後の生活の説明	□在宅療養環境の調整 □退院後も継続となる医療行為や生活管理方法の指導・支援 □介護指導・介護体制の相談や支援 □社会福祉支援・社会保障制度の情報提供や利用方法の説明・支援 □他の医療機関・介護・行政機関との連絡や連携			

相談・支援センター看護師：　　　／担当看護師：　　　患者（家族）サイン：

図 11　患者が今どこにいるかプロセスが見える療養支援計画書

あなたの想いをつなげるシート

ICU では、患者さんやご家族の想いをお伺いするためのアンケート（あなたの想いをつなげるシート）を実施しています。この「あなたの想いをつなげるシート」は、ピンクチャートで保管、カルテへの取り込みも行っていますので、ICU 退室後もぜひご活用ください。また、患者さんやご家族がこのシートをお持ちした際は、ICU 看護師までご案内ください。

1
患者の価値観をもとにした治療・ケアのゴール設定や、意思決定支援（定期情報共有カンファレンス）への活用

2
早期から入院患者とご家族の想いや人となりを知り、一般病棟や在宅療養へつないでいく療養支援への活用

3
患者の性格や趣味、生活を知り、その人らしい療養環境の調整や、せん妄予防ケア、認知症ケアなど、日々のケアへの活用

図 12　あなたの想いをつなげるシート

自身もしくは患者・家族から、患者が今までの人生で大切にしてきたことを聴取し、治療選択やケアに反映させようというアンケート「あなたの想いをつなげるシート」（図 12）の作成・運用にも取り組んでいる。

Ⅲ　PFMによる病院経営上のメリットと課題

当院の特徴として、入退院支援加算１の算定が可能になる前から、平均在院日数は短く、救急車受け入れ台数や病床稼働率も比較的高い水準で推移していた。反面、患者への説明不足によるクレームや「追い出される」という患者の声も多く、入退院支援体制に取り組んだ最大の目的は患者満足度の向上であった。この状況は入退院支援体制整備を始めた当時、院内関係者に体制を整えるメリットが感じられにくく、各部門・職種の協力を得るために苦労した点でもある。体制整備は、各部署の日々の個別の患者支援の成功事例のフィードバックを繰り返し、病院全体の収入源としては微増ではあるが、入退院支援加算や入院時支援加算等入退院支援に関連する診療報酬の算定件数の変遷を共有しながら進めてきた。

患者にとってよい取り組みと実感した部署が増えていき、全体に広がったという経緯がある。結果としては、患者満足度調査にも反映され、現在認定を受けているJCI認定やMagnet認証の認定項目にもつながっている。

入退院支援センターは作らず、既存の資源で選択と集中により取り組んできた入退院支援体制のため、規模の拡大には限界がある。入退院支援センターを設置しなかった理由としては、センターを置ける敷地内面積・人員の確保の難しさや、相談・支援センター内の入退院支援センター化への抵抗感などがあった。しかし、年々、独居超高齢者や家族関係の複雑な患者、外国籍の患者など多様な背景を持つ患者は増加し支援介入の必要な患者も増加しているため、当院でも改めて規模の拡大として入退院支援センターの再検討が始まっている。

【執筆】　聖路加国際病院 聖カタリナ病院
松本明子

10 公益財団法人操風会 岡山旭東病院（岡山県岡山市）

多職種・部門間・看看連携による PFMによる病院経営面へのメリット

POINT

● 診療報酬上の加算

入退院支援加算 1　入院時支援加算 1

● PFM での課題解決テーマ	● 対策
・患者への入院中の説明提供 ・ベッドコントロール ・未収金防止	・入院案内の説明動画 ・看護部署責任者による病棟運営状況確認、空床確認 ・医事課スタッフによる医療費説明

施設紹介

■病院概要

・病床数：214 床（うち HCU 12 床、急性期病床 172 床、地域包括ケア病床 30 床）

・年間入院患者数：64,970 人 (2022 年)

・二次救急、三次救急、がん拠点等特徴的な概要

地域医療支援病院・DPC 対象病院・7：1 入院基本料・臨床研修病院（協力型）・日本医療機能評価機構

■病院の特徴

岡山県南東部に位置する脳・神経・運動器疾患の総合的専門病院。急性期病院・地域医療支援病院を担っている。中規模病院だからこそ、各科の連携がスムーズで融通が利きやすく、どんな状況に対しても臨機応変にスピード感をもって対処できる。それに加えて、脳・神経・運動器疾患の総合的専門病院という特徴を活かした検査体制、診断結果に伴って専門科と密に連携でき、迅速な診断と患者に応じた治療方針の決定が当院の強みである。

■入退院支援加算 1　入院時支援加算 1

Ⅰ　患者相談支援センターの概要

1 患者相談支援センターの人員構成

スタッフ人数：20名

部署	職種	役割	人数
診療部	医師	入退院支援部門管理者：副院長、整形外科	1名
看護部	ベットコントロールマネージャー/看護次長1名、入院前支援看護師5名、看護補助者1名	入退院支援部門	7名
医療福祉相談課	社会福祉士8名（うち精神保健福祉士1名、介護支援専門員4名）	後方連携：退院支援 医療福祉総合相談・アドボカシー・患者相談窓口	8名
地域連携室	事務職	前方連携：病診、病病連携全般	4名

2 患者相談支援センターの目的

患者相談支援センターでは、患者や家族、地域住民、医療機関のあらゆるニーズや相談に対し、よりよい医療提供が図れるように努めている。対象者は限定していないが、入院前支援は予定入院患者、退院支援は全患者への入院時スクリーニング評価を踏まえ、退院支援の必要な患者すべてに社会福祉士、看護師等で支援している。

入院前から退院後までのセンターの役割を図1に、業務内容とそのすみ分けを図2に示す。

3 入退院支援（PFM含む）取り組み開始の時期

2010年から多職種協働の迅速かつ効果的な退院支援の質向上を目指し「退院支援チーム」を結成した。各職種の役割を明確化した多職種協働の退院支援システム（フローチャート、職種別役割分担表、入院時スクリーニング、機能別カンファレンス体制整備、退院支援を手順化した退院支援ファイル設置等）を構築し、モニタリングや教育・研修などを通じて病院全体で退院支援を実践する仕組みとしている。

また、社会福祉士を病棟配置し、全患者の入院時スクリーニングの二次評価を実施することで、心理社会的支援ニーズにもアウトリーチしている。退院支援に伴い目的機能別の多職種カンファレンスを積極的に行い、患者の身体的・心理的・社会的状況に応じた退院支援を多職種協働で行っている。

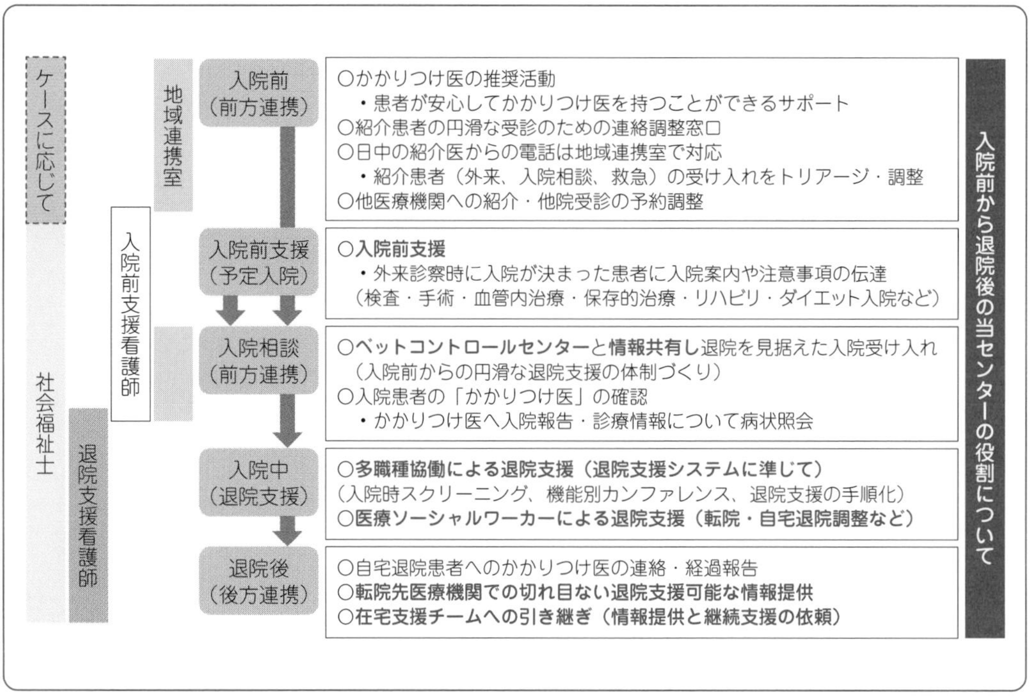

図1　入院前から退院後までのセンターの役割

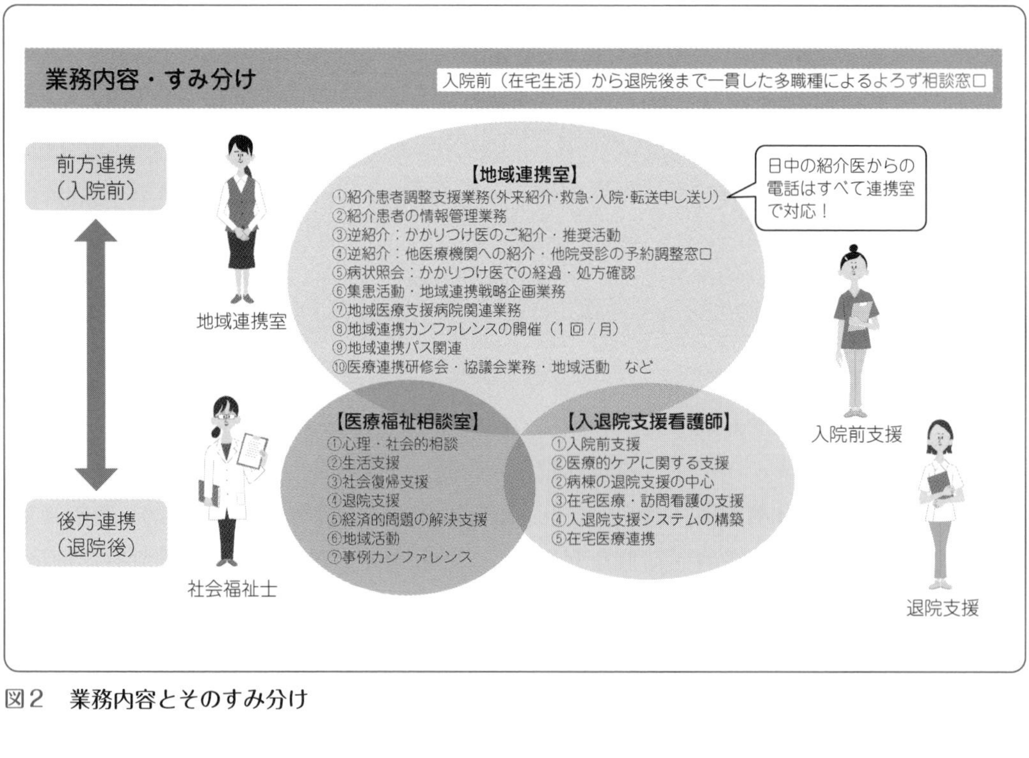

図2　業務内容とそのすみ分け

新たに2019年4月から入院前支援を開始し、チーム名を「入退院支援チーム」に変更した。看護師1名が専従で予定入院患者の支援をスタートし、順次、主治医や麻酔科医、外来クラーク、医師事務作業補助者、事務、薬剤師、歯科衛生士、社会福祉士などの多職種で協働体制を整えていった。

Ⅱ　取り組みの概要

1 スクリーニングシート

患者スクリーニングは、スクリーニングシートを用いて行っている（図3、4）。

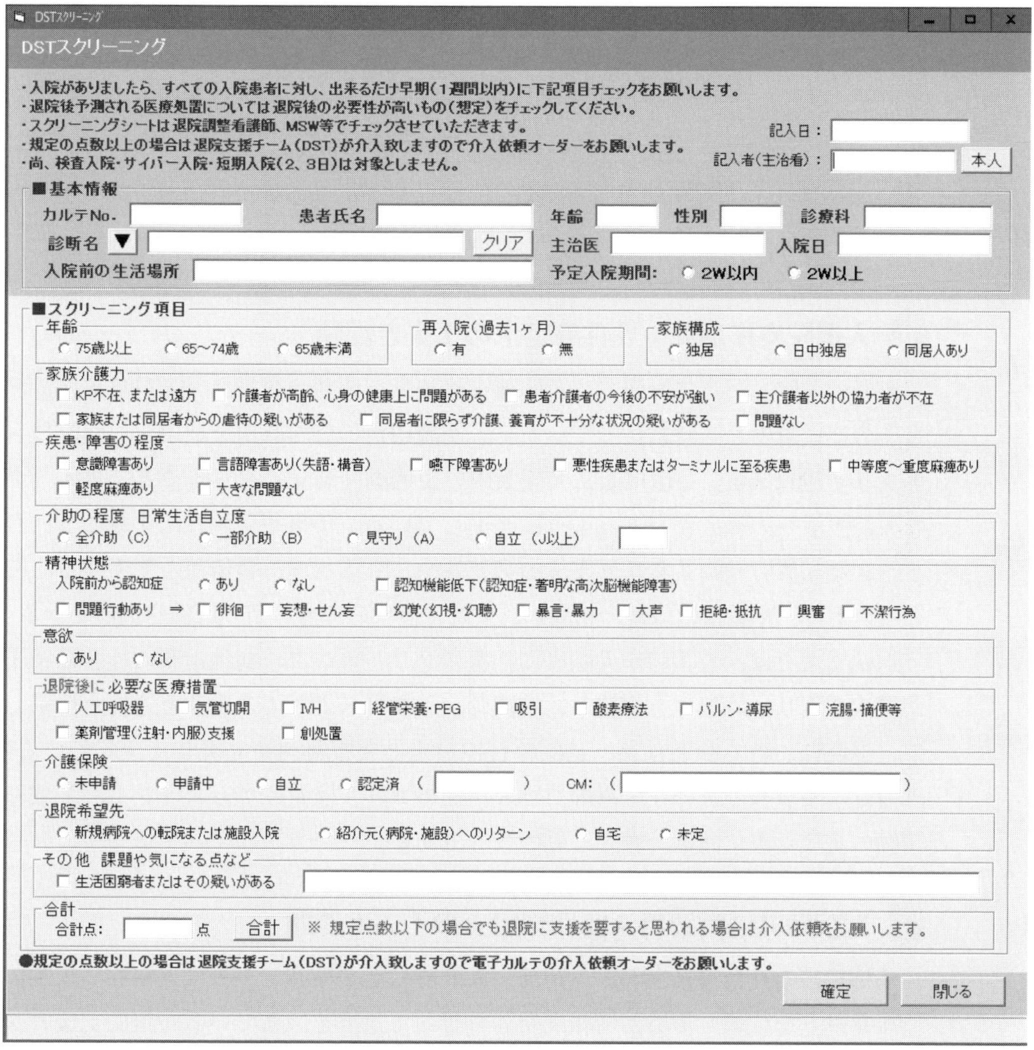
DSTスクリーニング

DSTスクリーニング

・入院がありましたら、すべての入院患者に対し、出来るだけ早期（1週間以内）に下記項目チェックをお願いします。
・退院後予測される医療処置については退院後の必要性が高いもの（想定）をチェックしてください。
・スクリーニングシートは退院調整看護師、MSW等でチェックさせていただきます。
・規定の点数以上の場合は退院支援チーム（DST）が介入致しますので介入依頼オーダーをお願いします。
・尚、検査入院・サイバー入院・短期入院（2、3日）は対象としません。

記入日：
記入者（主治看）：　本人

■基本情報
カルテNo.　患者氏名　年齢　性別　診療科
診断名 ▼　クリア　主治医　入院日
入院前の生活場所　予定入院期間：2W以内　2W以上

■スクリーニング項目
年齢：75歳以上　65〜74歳　65歳未満
再入院（過去1ヶ月）：有　無
家族構成：独居　日中独居　同居人あり
家族介護力：KP不在、または遠方　介護者が高齢、心身の健康上に問題がある　患者介護者の今後の不安が強い　主介護者以外の協力者が不在　家族または同居者からの虐待の疑いがある　同居者に限らず介護、養育が不十分な状況の疑いがある　問題なし
疾患・障害の程度：意識障害あり　言語障害あり（失語・構音）　嚥下障害あり　悪性疾患またはターミナルに至る疾患　中等度〜重度麻痺あり　軽度麻痺あり　大きな問題なし
介助の程度　日常生活自立度：全介助（C）　一部介助（B）　見守り（A）　自立（J以上）
精神状態：入院前から認知症　あり　なし　認知機能低下（認知症・著明な高次脳機能障害）
問題行動あり ⇒ 徘徊　妄想・せん妄　幻覚（幻視・幻聴）　暴言・暴力　大声　拒絶・抵抗　興奮　不潔行為
意欲：あり　なし
退院後に必要な医療措置：人工呼吸器　気管切開　IVH　経管栄養・PEG　吸引　酸素療法　バルン・導尿　浣腸・摘便等　薬剤管理（注射・内服）支援　創処置
介護保険：未申請　申請中　自立　認定済（　）　CM：（　）
退院希望先：新規病院への転院または施設入院　紹介元（病院・施設）へのリターン　自宅　未定
その他　課題や気になる点など：生活困窮者またはその疑いがある
合計：合計点：　点　合計　※ 規定点数以下の場合でも退院に支援を要すると思われる場合は介入依頼をお願いします。
●規定の点数以上の場合は退院支援チーム（DST）が介入致しますので電子カルテの介入依頼オーダーをお願いします。
確定　閉じる

図3　DSTスクリーニング

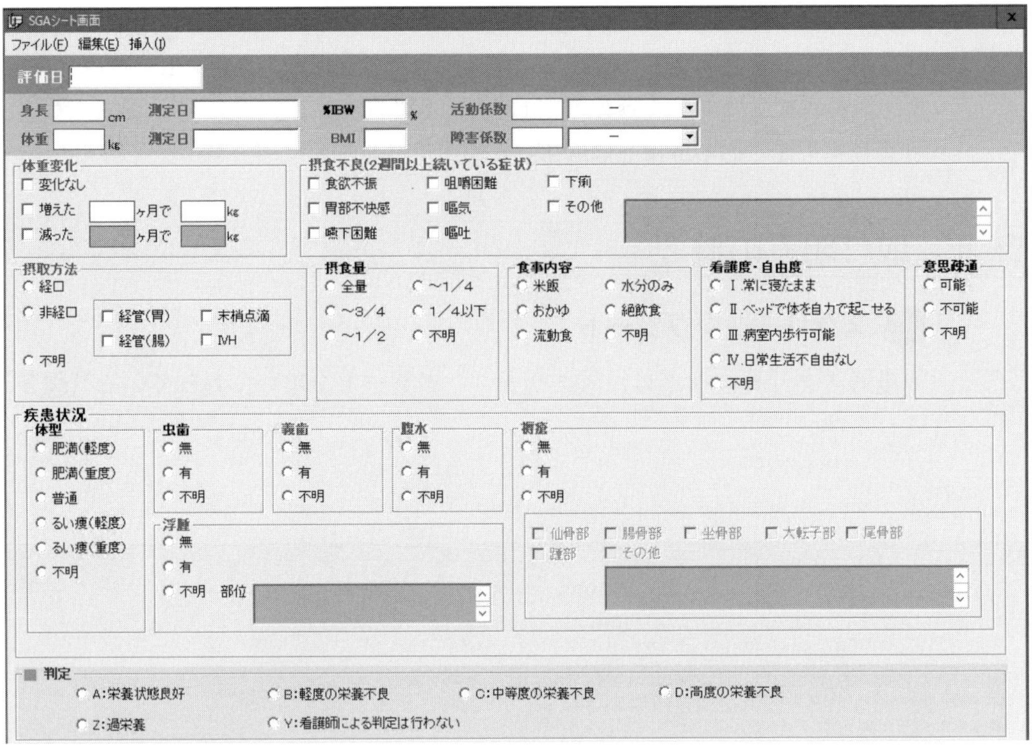

図4　SGA シート画面

❷ 入退院支援加算：要件算定上の工夫と課題

患者の入院説明時に対面で「入院前支援加算」要件の項目と「入退院支援計画書」の作成着手を同時に行っている。入院説明前の待ち時間を利用し、病院独自アプリ「旭東 San」を活用し、入院案内の説明動画を見てもらうことでスムーズな入院生活への導入ができるように工夫している。手術や入院に関すること、さまざまな家族背景による家族支援の必要性や、介護状況、経済面など不安や心配を吸い上げ、多職種に報告・相談し、入院に関する心身の負担軽減を図っている。

退院支援では、看護師が入院後に一次スクリーニング、病棟担当の社会福祉士が二次スクリーニングを実施し、看護師、セラピスト等の多職種と連携・協働して、退院における課題抽出、退院の目標設定と支援計画を立案し支援している。課題は、多職種協働の仕組みのための早期のゴール設定やアセスメント、多職種協働の支援定着に向けた教育と質の管理である。

❸ 退院時共同指導料：要件算定上の工夫と課題

病棟担当の社会福祉士が、入院前・入院時にケアマネジャーに連絡し、入院前情報シートを依頼するなど情報交換等を行って連携を図っている。退院支援カンファレンスで課題抽出を行い、早期にゴールを設定し、入院直後・退院前等に在宅チームと連携して退院支援を実施している。

連携時は、看護師、セラピストの協働のもとに各病棟の社会福祉士が中心となって「介護支援連携指導料」「退院時共同指導料」を算定し、ケアマネジャー等に退院に必要な情報を提供し、退院前カンファレンスを開催するなど再入院の予防に努めている。

また、家族やかかりつけ医、事業所が参加しやすいように、対面・オンラインを併用して個別性に応じた場を工夫し、柔軟に対応することにより、算定率向上と質の向上に努めている。

課題としては、カンファレンスの時間調整（開業医の都合と病院の時間調整が困難）や会議の所要時間管理が挙げられる。複雑困難ケースにおいては、多機関との調整が困難でカンファレンスが長時間となる場合が多いため、事前の課題整理、サマリの共有、動画活用等を工夫して効率的な会議を目指している。退院支援関連の算定率は毎月可視化し、委員会で評価、課題整理し、対策を検討している。スタッフによる支援定着に向けて、日々教育・実践をしているところである。

❹ 多職種連携（セラピスト、栄養士、薬剤師など）情報連携の工夫と課題（図5、6）

医師、看護師、セラピスト、薬剤師、栄養士、歯科衛生士、社会福祉士、事務などが役割を明確化して取り組んでいる。患者情報の共有、アセスメントを行い、休薬や麻酔科医による入院前診察、全身麻酔の影響などを考慮して、歯科衛生士が口腔内チェックを行いリスク回避につながるように安心できる対応・支援を行

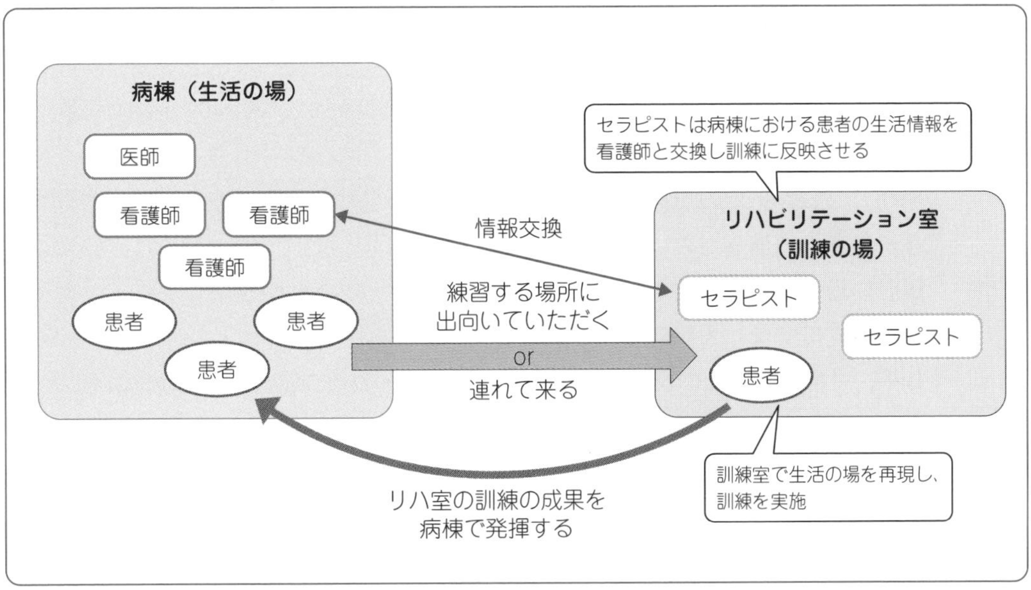

図5　一般的なリハビリテーション訓練体制（イメージ図）

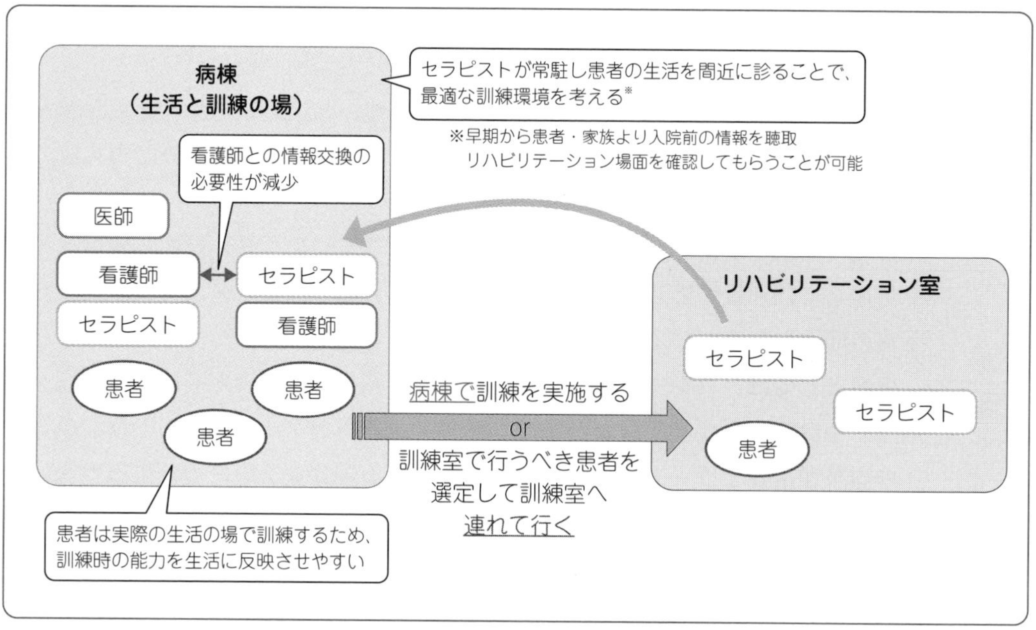

図６　病棟配置体制下のリハビリテーション（イメージ図）

っている。

医療費制度紹介は事務が担い、個室利用など部屋選択等で難渋する場合にはベッドコントロールマネージャー、経済的問題や心理社会的問題は社会福祉士と共有し、早期解決に向けて連携している。

入院前支援センター開設時より、患者情報だけでなく「患者の思い」をていねいにカルテに記録し、病棟看護師と連携を図ることで患者対応もスムーズになった。入院説明時に看護プロファイルを作成することが病棟看護師の記録作業削減につながり、入院当日患者ケアに時間を注げるようになったことは大きな成果といえる。

また、在院日数短縮に向け、入院前支援で「入院診療計画書」に提示した入院期間に対し、患者の思いを聞き、退院目標を設定することで概ね目標日に退院できる患者が増加したのはよい兆しといえよう。主治医が多忙のために直接相談が難しい場合などに、すみやかに主治医と連携をとることが課題である。

退院支援では、入院時より多職種協働による各種カンファレンスを行い、役割分担、進捗状況の評価をしている。リハビリテーション課では365日体制を導入、セラピストを病棟配置して入院日から介入している。入院時から退院困難事例を把握してリハ対象者を抽出、個々に合わせた訓練の進捗評価とリスク（転倒対策・認知機能評価・ADL評価・内服管理）等の情報もカンファレンスにて発信し、退院支援やベッドコントロールに寄与している。

⑤ 看護連携（外来・病棟）情報連携の工夫と課題

入院予約患者発生により入退院支援ナースが患者のプロファイルや病状、患者の不安や希望も含め情報収集し、それに基づいてベッドコントロールを行っている。

朝夕に看護部署責任者が集合し、入退院情報の情報交換を行い、病棟運営状況と空床確認を行っている。入退院支援ナースの記録をもとに、患者の希望・ADL・介護度に応じて部屋選択をしているが、急性期病院のため翌日の入院病床を確保していても当日使用できないことも多く、必要病床の確保は困難な状況である。予定入院以外の緊急入院のベッドコントロールは時間との闘いで、患者の診療介護に適したベッドがすぐに確保できないことが中小規模の救急病院の課題である。日々のコントロールに追われる現状であったがシステム的な対応に向けて取り組み、2023年4月から入退院支援チームによるベッドコントロール会議を開始した。患者の治療経過や退院予定を確認、1週間単位の入退院予定を可視化し適切なベッドコントロールに努めている。

⑥ 部署間連携（NST、せん妄、意思決定チームなど）情報連携の工夫と課題

NSTチームは、医師・看護師・栄養士・薬剤師・検査技師・セラピストなどで構成され、週1回病棟ラウンドを行っている。「NSTラウンド事前入力表」を用いて各職種が情報提供をまとめ、ラウンド時にディスカッションしながら現状の患者にとって最善の栄養管理が提供できるよう努めている。業務が多忙のためにすべての職種が集合できないことが課題である。

せん妄予防の取り組みは、入院時せん妄ハイリスクケア加算のチェック項目に該当した患者に対し、せん妄予防パンフレットを用いて患者・家族に情報提供を行い、予防対策として写真やカレンダー・時計など、患者に合わせた物品の持参を依頼している。せん妄発症の状況把握のためにDSTスクリーニング（図3）を用い、入院時・手術後3日間確認を実施している。

また、毎週看護師とセラピストで身体的拘束をしている患者をラウンドし、身体抑制解除に向けた話し合いや環境設定を行い、せん妄予防に対する取り組みを行っている。

意思決定支援は、毎週の各部署、病棟カンファレンスで退院課題や倫理課題、方向性の確認を行い、その結果を踏まえ、医師・看護師・セラピスト・MSWが参加する退院支援カンファレンスで意思決定に向けた協議を行っている。倫理的困難事例は、倫理コンサルテーションチームと協働している。

⑦ 病床管理の工夫と課題

入院患者は高齢者が約75%を占めていることから、基礎疾患を持つ患者に加えて認知機能が低下した患者への対応が求められている。病院の構造上、詰所周囲の病床運営が課題である。

病棟責任者と患者情報を密に行うために、緊急入院当日に日常の患者情報を収集し、その状態から外来看護師とアセスメントを行い、入院中の安全を確保できるような病床管理を行っている。そのため看護師は、専門知識技術に加え、高齢者の看護アセスメントもできるよう各種ミニレクチャーの企画と参加を誘導している。

⑧ 未収金防止のための工夫と課題

未収金は病院全体の問題と捉え、医師や看護師が生活困窮や経済的な課題の可能性があると判断すれば、社会福祉士へ相談を引き継ぎ、対応を行っている。PFMの業務の1つとして、医事課スタッフが医療費説明の業務を担っている。入院前から患者の経済的な状況に介入することにより、未収金を発生させない体制を構築している。入院医療費は高額となるケースがほとんどで、対応が遅れると経営的な影響も大きくなる。未収金防止の観点からも、PFM導入はメリットが大きいと考えられる。

⑨ PFMによる病院経営上のメリットと課題

PFMの有効性を図る指数として挙げられる平均在院日数は短縮傾向にある。また、当院はDPC対象病院であり、入院後の術前検査の減少や、薬剤師の介入による持参薬確認の徹底にもつながっている。

さらに、PFMは患者満足にも貢献していると考えられる。入院に対し不安を抱く患者も多いため、他職種の介入により、さまざまな角度から患者の悩みを聞き、解決に向けた対応をとることができる。これらは結果的にすべて増収につながるため、PFMの活動は病院経営上のメリットとしても大きい。なお、現場の医師からは、何よりも入院したのに手術が中止となる事例が減ったことが大きなメリットであるという声が出されている。手術中止事例は、患者のみならず病院にとってもまったくメリットがない。PFMはその管理の上で大きな役割を果たしていると考えられる。

⑩ スタッフ教育（PFMスタッフ、医師の意識改革（標準化））

外来通院、入院から退院、退院後の生活までをコーディネートし、全体をマネジメントできるよう多職種で情報共有できるシステム作りに日々取り組んでいる。

各病棟にリンクスタッフが配置でいるように、情報交換の場を通じて、入退院支援にかかるアセスメントにつながる情報提供と教育を心がけている。

また、医師の参加を促進できるように、システムを使って、医師の治療方針や治療過程が可視化でき、多職種が確認できるように協力を求めている。看護師は、生活を意識した看護情報を提供することで退院への道筋が描けるように電子カルテに誰もが見えるような工夫しているところである。

【執筆】

看護部次長、ベッドコントロールマネージャー **赤劔 愛**

医療福祉相談課課長 **片岡志麻**

医療秘書課主任、地域連携室 **細谷佐也加**

11 医療法人八女発心会 姫野病院（福岡県八女郡）
ソーシャルワーカー、看護師が中心となって進めるPFMが可能にした地域貢献

POINT

●診療報酬上の加算
入退院支援加算未取得

●PFMでの課題解決テーマ
・患者の課題因子分析
・在院日数短縮

●対策
・患者情報の共有（MSW進捗状況管理表）

施設紹介

■病院概要

・病床数：140床、透析ベッド35床
・年間入退院患者数：入院2,492名　退院2,503名
・地域連携室の構成：ソーシャルワーカー8名、看護師1名、事務1名（2022年現在）
主な業務は前方連携・後方連携・患者相談窓口
・特徴的な概要：二次救急　全室個室（差額料金なし・トイレ付）
・有料老人ホーム3か所（35床・40床・44床の計119床）、サービス付き高齢者向け住宅1か所（66床）、介護老人保健施設100床、リハビリテーション学院の運営もしている。

■病院の特徴

当院の所在する八女郡広川町は福岡県南部、北を中核市である久留米市、南を広大な面積と高い高齢化の八女市に隣接している。当院は救急告示病院として八女筑後医療圏における二次救急病院である。

運営方針は、「ゆりかごから墓場まで、急病から在宅まで」地域の駆け込み寺でありたいというもの。三次救急病院では治療期間の問題等で解決できない、社会的背景が複雑なケースの相談、自宅（施設）での生活が困難になった場合の立て直しの入院相談を受けることも多い。また、最後まで地域で暮らせるための在宅サービス、介護サービス、住まいの提供を実現するために、訪問診療を提供している。

Ⅰ　取り組みの概要

1 入院支援の取り組み

1）入退院支援加算未取得の背景

当院の患者の多くは再診患者で、最近では、お年寄りからその孫まで家庭丸ごとの支援をすることも多くなっている。

予約入院と転院、救急搬送、ウォークインでの入院比率と人件費率を計算したうえで、人員の配置の都合上、入退院支援加算は算定していない。

整形外科の受診の場合は、入院が決定した時点で地域連携室に連絡が入り、入院時検査の間に、介護保険や障害区分の有無、現在の支援者、家庭での生活について聞き取りを行う。

内科に関しても、病棟看護師の聞き取りが終わった段階で連絡が来るため、患者・家族との面談を入院日または翌日までに実施できており、早期の調整開始を実現している。

2）転院調整について

転院受け入れに関しては、聞き取りは看護師、ソーシャルワーカーをはじめどの職種でも対応をしているが、調整のイニシアチブは看護師に一任している。その際に、社会的背景や家族の要望の内容によっては転院前の面談を実施している。

医療福祉連携士の資格取得のために、高度急性期病院にて実習を受けた際に感じたことは、高度急性期病院は当院のような個人病院とは違い、診療科の関係性やかかわる人の多さにより、後方支援がより複雑化していることである。毎日重症患者が来院するなかで、高度急性期病院に求められるのは素早いレスポンスであることを認識した。

当院は、140床すべてがトイレ付個室である。そのおかげで、入院時に「男性部屋」「女性部屋」などの調整が不要であり、また診療科別などの縛りもないため、部屋さえ空いていれば受け入れ調整が可能となる。

また、転院調整に関するものはすべて院長から地域連携室に委ねられている。そこで、2017年から入院調整方法を大幅に変更した。

以前は、紹介→院長確認→医師決定→医師へ受け入れ可否確認→医師へ受け入れ日程確認→受け入れ日程返答という流れであった。それを、紹介→日程決定→医師決定（医師が不可と返答すれば、その日程で受け入れできる他の医師に変更）という流れに変更した。

そうすることで、レスポンスが格段に速くなり、転院する患者にとっても、紹介元の病院にとっても、当院にとっても“三方良し”の結果となった。流れを変えることになった際に懸念された院内の医師からの抵抗もほぼなく、仕組みとして確立されてしまった今は問題ない状況である。

3）「ナースカー」という仕組み

高齢者の受け入れ施設の選択肢として有料老人ホームが目立ち始めた10年前頃から、救急車を呼ぶほどでもないが、受診をさせるには施設の人員が足りないことが問題となった。そこで、「ナースカー」という看護師とドライバーでお迎えに行く仕組みを作り、救急隊と協力し合いながら、地域の医療を担うようになった。

このナースカーの仕組みがあることによって、入院患者増となっている。年間800件を超える出動（月平均70件）があり、病院が満床であっても、受診をすることで施設が安心できるようにサポートをしている。

ナースカーは看護部外来の管轄であるが、広報活動は地域連携室が担い、5年を過ぎたあたりから、地域に根づく形となった。地域のクリニックや福祉施設からも頼りにされることにより、今は地域の社会資源の1つとなっている。

4）無料送迎バスでの送り迎え

また、山間部に囲まれ、高齢者が多い地区であるため、免許返納、独居、家族因子により受診の手段の確保が困難だという声が患者から聞こえ、無料送迎バスで自宅までの送迎を実施しており、1日60人以上が利用をしている。これにより、患者のタッチポイントを増やすような仕組みづくりを行っている。

2 退院支援の取り組み

部署内で、MSW進捗状況管理表（表1）を使用し、入院患者ほぼ全員の情報を看護師・ソーシャルワーカーで共有している。MSW進捗状況管理表では、患者ごとに、課題を家族因子・再入院率・療養先の有無・医療行為の内容・本人の性格・疾患・精神疾患の有無・支援者との連携状況・担当医師で分析し、3段階評価を行ってスコア化している。

早期に患者の課題因子を分析することでアプローチを検討することができ、結果的に導入後の3年間で平均在院日数を約3日短縮することが可能となった。

Ⅱ PFMに取り組んで

全140床の病棟ではあるが、月に230名近くの入退院があり、一般病棟の在院日数は10日程度、全病棟の在院日数は18日程度である。PFMの考えにのっとり、治療が終了すれば、在宅または施設へとスムーズに生活が移行できるように患者支援を行っている。

表1　MSW進捗状況管理表

		入院情報					アセスメント		
担当	患者名	現病	既往	主治医	入院日	入院期間	入院前	退院先	退院日
CSW	姫野太郎	両側肺炎	虚血性心疾患	L	2023/12/26	58	自宅	自宅	
DSW	姫野四郎	喘息発作	正常圧水頭症	I	2023/12/27	57	自宅	自宅	
DSW	姫野五郎	インフルエンザ	慢性腎不全	F	2024/01/03	50	特養：C	介護医療院：A	
CSW	姫野大輔	大腿骨頸部骨折	肝臓癌	K	2024/01/05	48	自宅	有料老人ホーム：A	
ESW	姫野次郎	肺癌末期		C	2024/01/05	48	入院前	特養：B	
CSW	姫野直樹	左大腿骨頚部骨折	心不全	K	2024/01/06	47	特養：A	特養：A	
ESW	姫野三郎	右足首骨折	大腸癌	K	2024/01/07	46	特養：B	特養：B	
ASW	姫野次郎	肺炎	右大腿骨骨折	A	2024/01/09	44	有料老人ホーム：A	有料老人ホーム：A	
CSW	姫野 達也	左大腿骨転子部骨折	右乳がん	K	2024/01/15	38	自宅	B病院	2024/03/01
DSW	姫野花子	不明熱		A	2024/01/15	38	D病院	D病院	
ESW	姫野四郎	パーキンソン症候群	右網膜中心静脈閉塞症	G	2024/01/15	38	特養：B	特養：B	
DSW	姫野大輔	肺腺癌	前立腺肥大	C	2024/01/17	36	B病院	検討中	
DSW	姫野直樹	誤嚥性肺炎	間質性肺炎	J	2024/01/17	36	特養：C	特養：C	
BSW	姫野太郎	右大腿骨顆上骨折	喘息	H	2024/01/18	35	有料老人ホーム：B	有料老人ホーム：B	
BSW	姫野次郎	第12胸椎圧迫骨折	仙骨骨折	B	2024/01/20	33	自宅	B病院	

特に大切にしているのが、スピードは大切にしながらも、患者の満足度を保ったうえで、早期退院を実現することである。

高齢化・入院期間の短縮化により、病気は治すことからつき合っていくものに変わりつつある。病気とつき合っていくときには、医療行為は必須である。そのために、ハード面では、住まいの提供や訪問診療を行い、医療とともに安心して暮らせる環境を整備した。ソフト面では、患者の満足度を保つために、ベルトコンベアのように対応するのではなく、1人1人に合ったコンシェルジュ的な動きを相談支援で実施するようにした。

農村部にある地区では、今でも時々「入院期間は3か月くらいですよね？」と言われることも多く、私たちの業界では当たり前とする医療の仕組みは一般の方には浸透していないように思われる。言葉選びを1つでも間違えれば「追い出された」という感覚になる方も多い。そのため、支援の際にはさまざまなことにきめ細かな観点をもって接することが大切である。

経営陣が地域連携室に裁量権を増やし、PFMの核としてソーシャルワーカーの業務を後押ししていることもあり、対人援助職としての根幹を実施できているように感じることができ、ソーシャルワーカーも「やりがい」を感じながら支援を行っている。

【執筆】
地域連携室（社会福祉士）
藤吉絵理子

コラム

本音の言葉

個人病院で140床という小規模の病院だからこそ、自由にできることがある！

この原稿を書く際、初めに思ったことは「入退院支援加算も取っていない当院の取り組みは参考になるのだろうか・・・」ということであった。

ただ、実際には当院の規模の個人病院は全国にたくさんあるだろう。今、これからの診療報酬において、患者支援は欠かせない視点である。患者が中心であることをどう相手に感じてもらうか、保健と医療と患者の関係をどう考えるのか、医者が疾患ではなく人として診ることを求められている、とはどういうことなのか。

逆に個人病院であるため、さまざまな取り組みが自由にできるという“強み”もあるだろう。ここで紹介したナースカーや無料送迎など、すべての根幹には常に「患者の声」がある。地域連携室に期待されている役割も同様である。「患者のためになっているか？」「地域のためになっているか？」が、常に私たちに求められている。

医療が生活の中に溶け込むことを見据えて、病気と向き合い、病気とともに生活できる環境を作ることが必要だと思われる。

介護保険・地域包括ケアシステム・障害福祉法等、さまざまな制度をどう活かしながら生活を支えるのか。福祉だけでも医療だけでもできないことであるという視点を持つことが重要である。実は、ソーシャルワーカーが自由に動くことを可能にするのは、どこの病院でもできる取り組みではなかろうか、と感じている。

以前に、先輩の社会福祉士に、「ソーシャルワーカーの醍醐味は社会資源を作ることである」と言われたことがあり、常にその言葉を心に留めてきた。ナースカー、無料送迎、有料老人ホームの運営、訪問診療や訪問看護の拡大等、どれも社会資源の創設である。PFMとは違うが、コロナ禍で販売の場を失った就労支援事業所に販売の場所を提供する“毎日マルシェ”なるものまで始めた。

「病院がやってはいけない」、「病院だからできない」というマイナス面だけでなく、「病院だからできること」、「病院なのにできること」をポジティブに探すことで、「患者中心」の“ペイシェント”フロー・マネジメントができるのではないかと思う。とはいえ、まだまだ当院もハード面・ソフト面ともに課題は山積みである。これからも時代の流れに合わせながら、患者のことを考えて、さまざまな仕組みを考えていけるような柔軟な病院であり続けるように、継続して支援を重ねていきたいと考えている。

藤吉絵理子

12 医療法人一陽会 原田病院（広島県広島市）カンファレンスやミーティングで有機的に他部門をつなぐ試み

POINT

●診療報酬上の加算

入退院支援加算１　＋　総合機能評価加算

●PFMでの課題解決テーマ	●対策
・外来看護業務の整理 ・入院支援 ・退院支援 ・患者・家族教育	・多職種カンファレンス ・朝のミーティング ・病床管理の可視化

施設紹介

■病院概要

・病床数：120床（急性期80床、地域包括ケア病床40床）

・急性期一般入院基本料１

・病床稼働率86.9%、平均在院日数15.8日、年間入院患者数2,131名

・従業員数：594名（うち看護職員数：228名）（2023年）

・一陽会関連施設：病院・クリニックの他、高齢者施設・通所介護、訪問看護・介護居宅等

■病院の特徴

原田病院は広島市佐伯区にあり、人口約14万人、高齢化率27.8%の地域の二次救急機能を担っている。

一陽会では「地域医療への貢献」という法人の理念のもと、質の高い地域密着型の医療を目指し、人工透析治療を中心に急性期から在宅ケアまでグループ全体で連携した医療サービスを行っている。また地域の医療機関とも連携し、医療・介護全般をサポートする橋渡しの役割も担っている。

院内透析ベッドは71床、院外に関連透析施設も3つあり約850名の患者が透析をしている。慢性腎臓病（CKD）専門外来や腹膜透析（PD）専門外来、フットケア専門外来を設け、透析治療や透析に関連した外来も充実している。泌尿器科や

内科一般、整形外科、リハビリテーション科等の診療もあり、地域の方々の健康を支える体制を取っている。

■入退院支援加算１　＋　総合機能評価加算

病院・クリニック	高齢者施設・通所介護	訪問看護・介護居宅
●原田病院 ●一陽会クリニック ●イーストクリニック ●横川クリニック	●介護付有料老人ホーム「グランホームあさひ」 ●サービス付き高齢者向け住宅「ケアレジデント楽々園」 ●通所介護施設「デイサービス楽々園」 ●通所リハビリテーション施設「一陽会クリニック　デイケアあさひ」	●クローバー訪問看護ステーション ●クローバー居宅介護支援事業所 ●訪問介護事業所「クローバーステーション」

Ⅰ　入退院支援の体制づくり

1　入退院支援部門誕生の経緯

入退院支援部門ができる前の外来は、日々の外来業務である諸検査の介助、処置室・診察室対応、手術室担当等の他、緊急入院受け入れや病床管理等もあり、かなりの業務量であった。そこで、まず外来から入院関連の煩雑な業務を整理することが必要であると考えられた。外来から、前方支援、病床管理を外し、MSW と協働で独立した入退院支援部門として担当者が行えるように業務を切り分けることを目指した。その背景には、急性期病院では在宅に戻るのが難しいため、地域の病院として入院患者を住み慣れた地域で再び生活ができるように関与したいという目的もあった。病院のバックアップもあり、2017 年に入退院支援部門ができたが、当初は１名で外来と MSW を巻き込んでのスタートだった。このように現場の意見を吸い上げてくれる組織であったことが、何としてでもやり抜くという思いにつながったと思われる。

医療連携について専門的に学ぶために「医療福祉連携士」の研修を受講した。そこでは、座学では知識を、実習では学びを得ることができ、看護師としての経験を生かし、同期の仲間とつながり、さらには院内の多職種の支えを得ることもできた。

2　入院支援・退院支援への取り組み

当初から入院時支援加算が視野にはあったが、マンパワーもなく、できることから着手することとなった。まず、外来師長とともに入院時情報シートの見直しから始めた。外来は入院の中継点ではないことを外来スタッフと再確認し、入院時の問題点を把握して整理した。患者・家族には長期化した場合も含めて入院生活をイメージしてもらい、「退院させられる」「追い出される」など思われないようなかかわりを大切にすることから取り組んだ。

本来は入院前に多職種がかかわりスクリーニングするのが理想ではあるが、当院では入院後に病棟でそれぞれの職種が介入することで対応している。

そして退院支援の体制づくりに取り組んだ。「元の生活に戻す」「望む生活を実現できる」という視点でアンケートをとった結果、外来からバトンを渡された病棟看護師は、退院支援は重要なこととして認識はしていたが、これまでの経験ではなかなか取り組めず、行き詰まったときサポート体制がないことが自信のなさにつながっていることがわかった。

退院支援の外部研修を受けたスタッフも、専従専任でもないために、どうしても日々の業務に追われている現状があった。この状況を打破するために入退院支援をどう進めるかについて検討した。院内ゼミや看護ゼミなどの場で講師として話す機会もあったため、このような場を活用して、目指すところを語ってもらい共感してもらうことを継続している。今後はアンケート結果を元に、看護師が行う退院支援についての教育体制を考えていきたいと思っている。

3 カンファレンスの開催と位置づけ

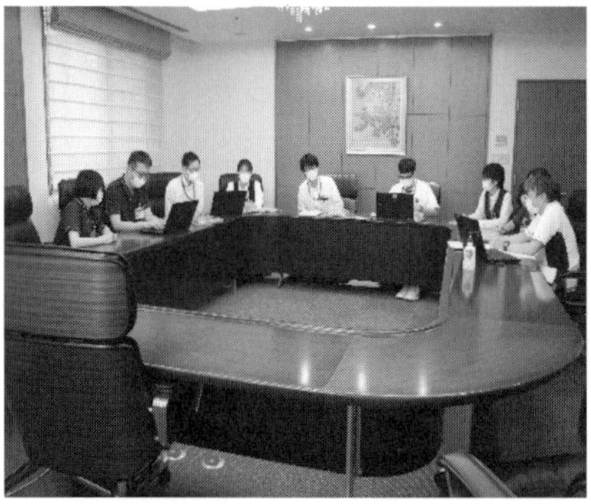

120床の中規模病院だからこそできる院内の連携として、病棟医長を中心にしたカンファレンスがある。カンファレンスは、週に2回、2つの病棟で、時間が重ならないように開催されている。月曜日は新規入院患者を中心に、金曜日は入院全患者を対象に行っている。

当初は、病棟医長と師長、主任、MSW、リハビリスタッフの参加であったが、現在では入退院支援部門も参加して、それぞれの立場でディスカッションができている。退院支援がうまくいかないケースや、もといた施設や転院が決まりつつあってもやはり在宅に戻りたいという患者・家族、在宅で看取りを考えておられる方へのかかわりなど、さまざまなケースを検討している。

当院はDPC対象病院のため、DPC期間を超えないような調整も視野に入れており、地域包括ケア病床も利用して在宅移行支援を進めている。カンファレンスでは病棟医長が、家族の代わりに代弁する看護師の言葉を受け止めてくれることも多く、チーム医療としての一体感を感じることが可能になっている。参加できないスタッフも、記録からの読み取りや、参加したメンバーからの伝達により情報共有をしている。

カンファレンスではタイムリーに記録ができるように、参加する職種に1台ずつノートタイプのPCを用意している。入退院支援部門はカンファレンスに参加することによって、チームの調整役として役割を果たせるように努めている。入退院支援の業務の守備範囲は広いが、多職種とかかわりを大切にしている。

入退院支援部門が立ち上がった当初は前方支援に重きを置いていたが、令和4年に看護師が1名増え2名体制になった時点で病棟担当制にして、病棟看護師とともに退院支援に力を入れるように努めている。

入院患者・家族が退院後どのような生活を望まれているのかを踏まえて、看護師は早期に介入する必要がある。急性期病院施設基準の平均在院日数では追いつかない現状を改善するためにも、生活の視点から入り地域へと情報をつなぎ、療養の場を多職種と考える中心的な存在になることが求められている。看護師として、医学的な情報をアセスメントしながら看護上の問題を抽出し、多職種とともにディスカッションすることは重要な役割である。そのためにも、病棟医長カンファレンスは重要な場となっている。

4 朝のミーティング

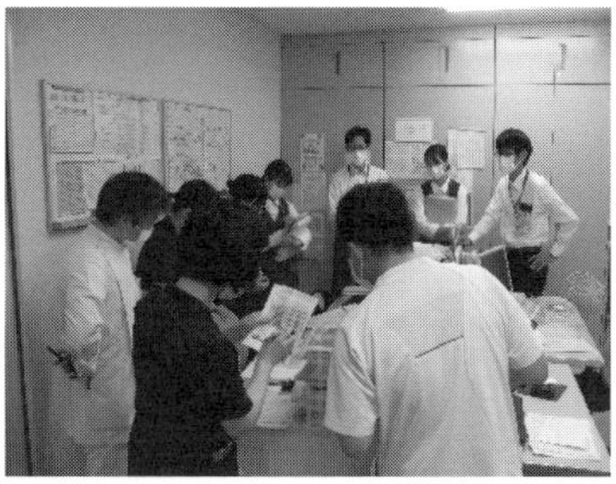

入退院支援部門が生まれた当初から取り組みたかったことの1つである「朝のミーティング」は令和4年から始まった。毎朝9時に、病棟師長2名、リハビリスタッフ1名(地域包括ケア病床担当者)、事務、各病棟担当のMSWが入退院支援のデスクに集まりミーティングを開いている。当日の入院予定、空床確認、感染者情報、地域包括ケア病床への転床予定、退院支援カンファレンス、翌日の予約入院の病床確保等、入退院支援看護師を中心に約20分～30分程度のミーティングである。当初は、忙しい業務の中で行うミーティングに対して参加者の思いはさまざまであったと推測されるが、その内容は徐々に濃くなってきている。このミーティングによって一体感・連帯感が生まれ、お互いを認め合うことで、連携が円滑になったように感じられる。今後も内容を検討しながら継続していきたいと考えている。

特に看護部は所帯も大きく、院内の看護師同士をつなぐことが難しいが、入退院支援部門がそのコーディネート役を担えるような立ち位置でありたいと思う。

Ⅱ　病床管理方法について

退院日程が決まっても退院決定しない場合は反映できないため、電子カルテだけでは病床管理は十分ではない。そこで、当院では120床ならではの独特な人海戦術的な管理方法を用いている。現時点での病床稼働率は98.6%、地域包括ケア病床は101.6%である。毎日空床を作って地域からの入院依頼をお断りすることなく受け入れることはマジックに近いものがある。以前から、外来では通称「ベッドボード」と呼ばれるポストイットを用いたアナログのツールが存在している（図1）。朝のミーティングや病棟医長カンファレンスでも活躍している優れたツールの1つである。これによって、一目で当日と翌日以降の病床の動きがわかる。

入退院支援では、このベッドボードを片手に、入院の予約、緊急入院、救急搬送受け入れ病床の確保、DPC切れ等に対応している。夜間や休日も担当医師とともにベッドボードを用いて、重症患者で急変の可能性があり個室を必要とする患者の情報、確実に夜間休日受け入れ可能な空床の数等の情報を共有している。タイムリーに院内の病床がわかるベッドボードは入退院支援には欠かせないものとなっている。

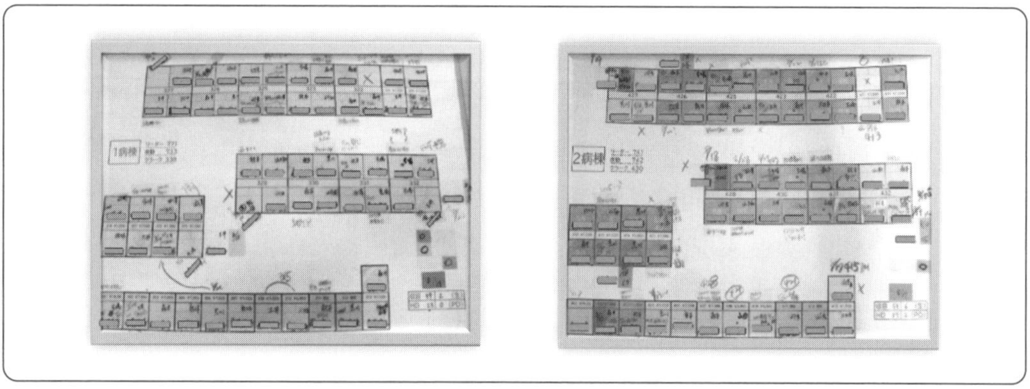

図1　ベッドボード

Ⅲ　包括連携部の誕生：今後に向けて

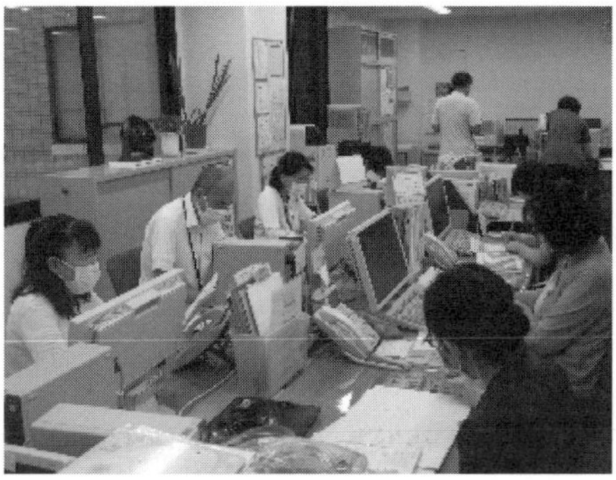

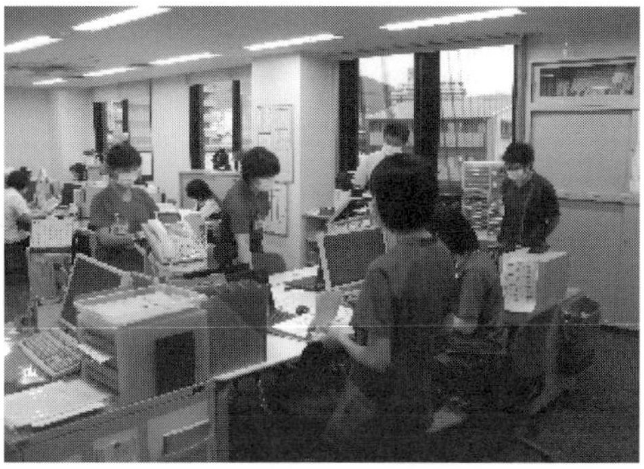

入退院支援部門ができて５年後の令和４年、入退院支援、地域連携室、訪問看護ステーションが１つになって「包括連携部」ができた。翌年はこれにクローバー居宅介護支援事業所も加わった。「包括」とは全体をまとめること、諸問題を１つとして取り扱うこと、「連携」は互いに連絡を取り協働して物事を行うことである。

包括連携部は地域における急性期医療から在宅ケアまで切れ目なく、患者さんにとって最適なサービスを効率的に提供できるように業務に携わっている。地域で暮らす方々を見据えた連携を実践し、医療機関や行政、介護施設等と患者をつなぐ架け橋となることを目指し、今後は入退院支援センターの設立に向け、患者支援にかかわる多職種が同じ空間に集まり円滑な入退院ができるようにサポートしていきたいと考えている。

包括連携部は、チーム医療の軸として、専門性を活かし、地域住民のために何ができるかを意識しながら、ていねいに取り組んでいくことを目標に歩み始めた。中規模病院ならではの特性を生かして活動していきたいと考えている。

今後の課題は、急性期機能だけではなく在宅部門と協働した入退院支援のあり方である。そのためには、急性期病院が積極的に地域に目を向け出ていくこと、身近な関係を築くことこそ、地域の課題を解決し、地域が求めているニーズを把握するために不可欠だと思われる。

【執筆】
看護部副部長・包括連携部部長
飯村久二子

Part

3

病院経営から見たPFM

—私はこう考える

1 恵寿総合病院の場合 入退院データの可視化と情報共有で職員・患者満足度を高める

神野正隆

POINT

- 入退院管理センターでは、渉外活動、入院前支援、入院時のスクリーニングの強化、転棟・退院調整など、院内外のベッドコントロールを行い、センター内で前方連携から後方連携までを切れ目なく行っている。
- 「恵寿式PFM」では、入退院にかかわるあらゆる指標をリアルタイムに俯瞰的にとらえるモニターにより、効率的な院内外のベッドコントロールを実現している。
- PFMを導入したことにより、病院機能の質が向上したと同時に、経営的な面でも導入前と比較して増収増益となっている。

はじめに

少子高齢化のなか、高齢者の入院が増え、より質の高い入退院支援、医療介護が必要になってきている。高齢者は入院時すでに要介護状態である場合も多く、また入院の契機となった疾患の治療だけをすればすみやかに退院できるということは少なく、「治す医療（Cure）」と「支える医療（Care）」の両方が必要である。そして、今後の医療介護は施設単位の「点」の視点ではなく、地域全体で支える「面」の視点が必要となる。しかし、なかなかスムーズにいかないことが多いのが実態ではないだろうか。そこでPatient Flow Management（以下、PFM）に期待が集まっている。

PFMは入院前や入院早期から患者の情報を収集して、安心・安全な入院生活や退院に向けた支援を継続的に滞りなく行っていくものである。院内外の切れ目のない医療介護サービスを提供でき、患者最適に向けて多職種で取り組み、各専門職種が各自の能力を最大限発揮するのに非常に有用である。加えて、当院の「恵寿式PFM」（図1）は、入退院にかかわるあらゆる指標をリアルタイムに俯瞰的にとらえるモニター（詳細は割愛するが、RPAでデータを自動抽出）で、効率的な院内外のベッドコントロールを実現している。また、PFMの強化は、関係するすべてのスタッフが自信と誇りを持ち、そして地域に選ばれる病院になるために必須のものであると考えられている。

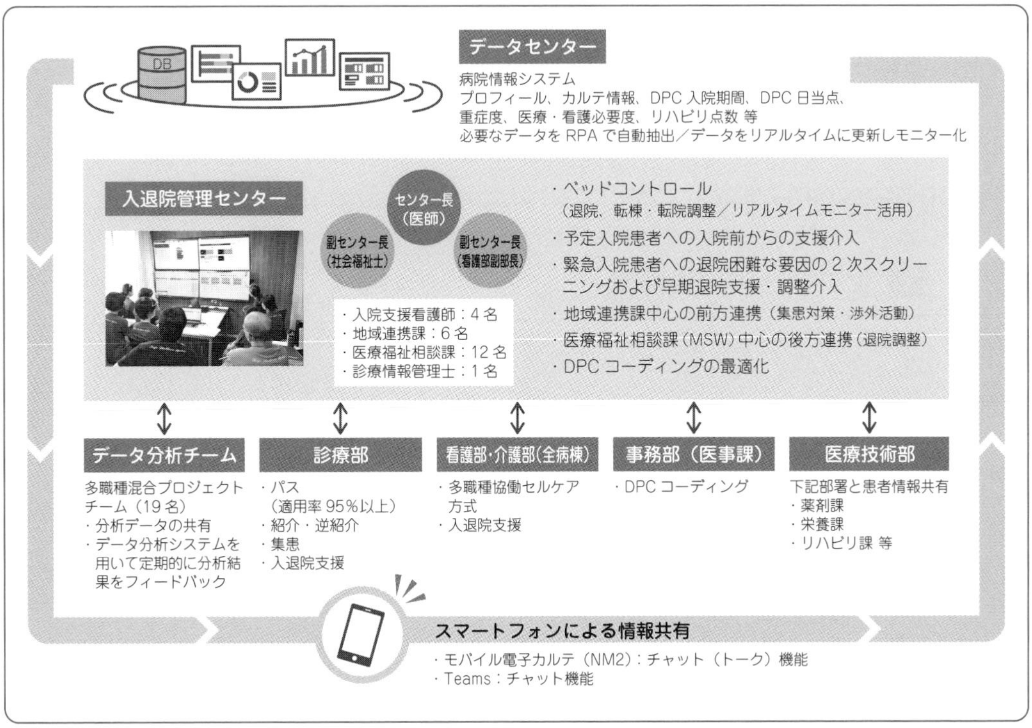

図 1　入退院管理センターを中心とした「恵寿式 PFM」

実際に当院では、PFM を導入し強化したことにより、病院機能の質は向上し、同時に経営的な面でも導入前と比較して増収増益となっている。何より医師をはじめとした専門職種が専門的な業務に集中できること、そして入退院業務を一元管理することで患者の状態に合わせた調整をタイムリーに偏りなくできるようになっている。本稿では、当院の仕組みを例にしながら、病院経営からみた PFM について述べていく。

PFM 導入のきっかけ

当院では 2022 年から、「入退院管理センター」を設立して、データに基づいた PFM を行っている。センター設立前は、患者に対して、主治医・担当看護師・担当社会福祉士（MSW）ら多職種がそれぞれ介入し、入院から退院までの管理をしていた。そのため、後方病棟への転棟基準や退院基準、退院調整の介入のタイミング等がバラバラであり、その結果、平均在院日数の超過など病院機能の質の低下を招いていた。設立後はベッドコントロールの権限を入退院管理センターに一元化し、主治医は転棟・退院の許可のみで、後の入退院の管理支援はすべてセンターが行うこととした。これにより医師は治療に専念できることで働き方改革にもつながった。また、入退院にかかわる基準を徹底的にルール化し、公平な判断基準で専門部署が病院全体の取り組みとして入退院の調整をすることができるようになった。

入退院管理センター

1 センターの人員構成

入退院管理センターは、筆者（医師）がセンター長を、副センター長に社会福祉士（元地域連携課長）（専従）1名と看護師（看護副部長）（専任）1名、入院支援看護師（4名）、地域連携課（6名）、医療福祉相談課（MSW12名）、診療情報管理士（1名）で構成されている。

2 センターの役割

センターでは、渉外活動、入院前支援、入院時のスクリーニングの強化、転棟・退院調整といった院内外のベッドコントロールを行い、センター内で前方連携から後方連携までを切れ目なく多職種でお互いの役割を意識しながら協働している。そして、チーム間のコミュニケーションを強化し、情報共有と連携をスムーズに行うことにより、適切な治療計画の実施・継続と患者のニーズへの迅速な対応が可能となっている。

PFMの実際

1 予約入院患者と緊急入院患者で分けたPFM

当院のPFMでは、予約入院患者と緊急入院患者とで分けている。予約患者の入院前支援としては、入院予約時に主治医が退院困難な要因のチェックシートにチェックし、該当する患者には面談を行っている。その目標は、予約患者に関する情報収集や説明はほぼ入院前に終了し、患者が落ち着いた状態で入院生活を開始できるようにすることであり、入院支援看護師が中心となり社会福祉士らも適宜説明を行っている。

緊急入院時は、病棟看護師が、退院支援が必要かどうかの1次スクリーニングを行い、翌日入退院管理センターで2次スクリーニングを行い、最終的には病棟師長と入退院管理センターとで入退院支援対象者を決定している。スクリーニング対象者の確実な選定が、早期からのスムーズな入退院支援につながっている。

2 ケアマネジャーとの情報共有

入院早期のケアマネジャーとの情報共有も非常に重要である。入院早期にケアマネジャーから患者情報のサマリーを取得するだけではなく、患者情報の聞き取りを行うことで、書面だけではわからなかった情報を収集することができ、入退院支援に役立っている。

❸ 転棟のタイミング

高齢者が多いため、治療が終了しても入院前の状態に戻らないことや時間がかかることもある。そのため、疾患や状態に応じて後方病棟（地域包括ケア病棟と回復期リハビリテーション病棟）へ転棟し、リハビリや継続的な退院支援が必要である。

後方病棟への転棟のタイミングについては、適切なタイミングを入退院管理センターで決定している。全入院患者の入退院にかかわるすべての指標を、内製化したリアルタイムモニターで見える化し、常に俯瞰しながら、患者の状態・背景、DPC入院期間や点数等を総合的に加味し、ルールをしっかり決め、最適なタイミングでの転棟・退院促進を図っている。

❹ 診療情報管理士の役割

また、センター内の診療情報管理士の役割も大きい。DPCコーディングの精度管理や転棟についても常に協議し、正確なデータを元に転棟タイミングや転棟先病棟の判断を行っている。さらに、後方病棟用のモニターもあり、各病棟の施設基準をモニタリングすることで、施設基準をクリアしていることを確認しながら調整を行っている。

PFM導入の成果

その結果、病院経営的観点では、平均在院日数の大幅な短縮や期間Ⅱ超率の低下、1日入院単価アップ、院内外のPFMの強化など病院機能の質・指標の向上につながった（図2）。

また、データ分析システムで変化率（成長率）のベンチマークをみると、入退院管理センター設立前後の平均在院日数、1日入院単価、症例数、入院収益の変化率はいずれも全国トップクラスの率となっており、適切なPFMは患者のためだけではなく、健全経営にも寄与しているのがわかる（図3）。

前方連携・渉外活動に関しては、地域連携課だけではなく、年に2回、センター長・副センター長をはじめ、MSW、看護師も同行し入退院管理センター全体で行い、地域との顔の見える関係づくりを大切にしている。その結果、入退院にかかわるすべての職員が、1つのチームとしてPFMに取り組むことができている。

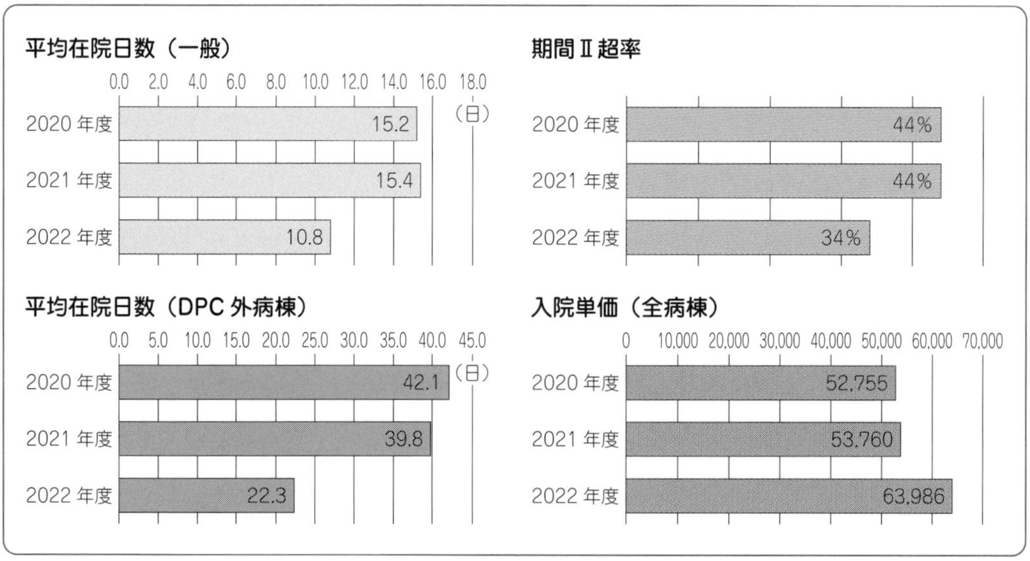

図 2　病院指標の年度推移（2022 年：PFM 導入年度）

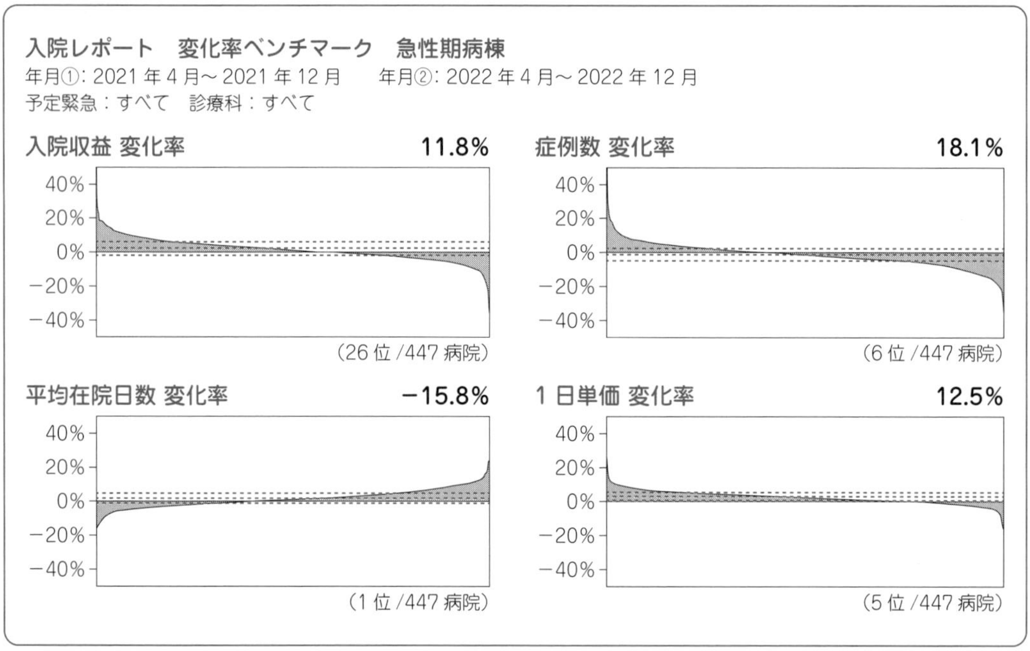

図 3　PFM 導入前後での変化率（成長率）

まとめ

入退院にかかわるマネジメントは、感覚的なものだけでなく、データを可視化し共有することで、結果として質が向上し、患者にとってのよい治療につながると考えている。徹底した診療データの管理と分析、その結果をもとに行われているPFMは、平均在院日数が10日（入退院管理センター設立前は15日）、1日入院単価の大幅な上昇、そして（PFMの強化とともにパスも徹底的に整備し）パス適用率95％以上という実績にも表れている。この結果も、目先の利益ではなく患者の状態に応じた最適な入退院管理を行っていった結果と考えている。その裏にある救急搬送患者の100％近い受け入れ実績や、集患のための取り組み、退院先病院のフォローなど、さまざまな環境改善も下支えしている。

PFMの取り組みは、「入退院にかかわるデータの可視化を行い、かかわるすべてのスタッフと情報を共有することでベクトルを合わせる仕組みを構築すること、そしてその仕事内容にやりがいを感じ、挑戦・成長を促し職員の満足度を上げ、結果患者満足度、医療の質向上につなげていく」という考えを基本としてやることが重要だと考える。

2 佐久総合病院 佐久医療センターの場合
PFMを用いた病床管理で病床運用効率化

西澤延宏

POINT

- 患者サポートセンターの中核である入退院支援室では、患者に手術・検査などの入院医療を安心・安全に、満足して受けていただくための支援をしている。
- 現場の医師・看護師の負担を軽減するためにも、全予定入院患者の入院関連業務を集中して行い、多職種によるタスクシフトを進め、標準化した入退院支援を行っている。
- PFMにより、入院前から病態や入院目的がわかり、専門外の病棟での受け入れにも問題がないかどうか判断しやすく、専門病棟に入院できない患者も無理なく受け入れることができる。

PFM（Patient Flow Management）の導入

現在、急性期病院においては、患者・家族に満足していただきながら、より多くの患者を、効率的に診療するのと同時に、現場スタッフの負担を増やさない病院マネジメントが必要とされている。一見相反するこれらの課題を解決する方法の1つとして、最近、PFM（Patient Flow Management）への取り組みが注目されている。

佐久医療センターは、地域医療支援病院・DPC特定病院群・地域がん診療連携拠点病院であり、2022年度は、平均在院日数10.3日、救急車搬入数3,704台、病床利用率81.6%、手術件数5,363件（全身麻酔件数3,949件）の実績を有する450床の高度急性期病院として運営された。その中に、PFMの中心となる部門として、患者サポートセンターを設置している。その中核である入退院支援室のミッションは、患者に手術・検査などの入院医療を、安心して安全に、満足して受けていただくための支援をするとともに、現場の医師・看護師の負担軽減を図ることとし、全予定入院患者の入院関連業務を集中し、多職種によるタスクシフトを進め、標準化した入退院支援を行っている（具体的な内容は、Part2「73～86」参照）。

PFMの導入は、患者満足度の上昇や医師・看護師の負担軽減などのメリットとともに、経営改善にも貢献するが、本稿では、病床管理に関して取り上げたい。

PFMを用いた病床管理

現在、急性期病院においては、平均在院日数が短縮する一方、新入院患者数が増え、ICUやHCUと一般病棟との患者移動も多くなっている。急性期病院では、入院医療が診療の中心であることを考えると、病床の運用が病院経営の命運を決めるといっても過言ではない。PFMを用いた病床管理により、病床の運用が効率的にできるようになる。そのポイントについて述べよう。

1 病床の混合利用の推進

複数の病棟を持つ病院では、診療科ごとに担当病棟を決め、定床を割り振っていることが多いと思われる。医療が高度化していくなかで、各病棟が専門性を持つことは必要であるが、各診療科による定床が決まっていると、病院全体としては病床が空いていても専門病棟に空床がないと入院患者を受け入れられないことがあり得る。病院経営的には、病床は病院全体で一元管理として、各科の定床をなくして空床を減らし、有効利用することが必要である。

一方、現場の看護師からすると、普段担当していない専門診療科の患者を受け入れると、知識・経験が乏しく慣れていないので、対応に時間がかかるうえに、インシデントにつながりかねない。その結果、各病棟では、専門外の診療科の患者受け入れを拒んだり、数日後の予約入院患者のためのベッドを確保するなど部署効率を優先しがちになる。

佐久医療センターでは、各病棟に一定の専門性はあるが、各科の定床はなく、病床を入退院支援室で一元的に中央管理している。平日は、毎朝、看護部中心に病床管理会議を行い、入退院状況の情報を共有し、各入院患者の入院病棟を決定し、空床を確認している（図1）。

PFMにより、入院前に患者の病態や入院目的がわかっているので、専門外の

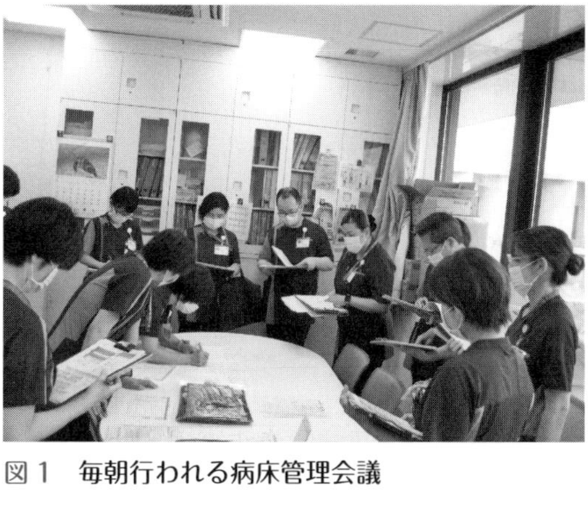

図1　毎朝行われる病床管理会議

病棟での受け入れに問題がないかの判断がつきやすく、専門病棟に入院できない患者も無理なく受け入れることができる。また、各病棟は、翌日の予約入院患者のための病床確保はせず、満床にならない限り、入院患者を受け入れるようにしている。

2 休日の予定入院患者の受け入れ

多くの急性期病院において、日曜日に予定入院患者を受け入れることが難しく、病床利用率が低下して、月曜日にどっと患者が入院する傾向がある。その理由は、日曜日に予約入院患者を受け入れると、病棟スタッフが少ないことと、入院してきた患者に関するさまざまな疑問や問題があったときに、担当医や担当部署に問い合わせることが難しく、適切な対応をすることが困難なためである。

佐久医療センターでは、入院患者に対するさまざまなマネジメントがきちんと行われているので、入院後に内服薬や食事オーダー等で問題が発生することはなく、日曜日であってもスムーズに入院業務が行われ、その結果、月曜日の朝から手術や検査などを始めることが可能になる。現在、月曜日に全身麻酔による予定手術が行われる患者はほとんど日曜日に入院しており、月曜日は朝から手術室はフル稼働している（図2）。

また、このような取り組みの成果として、手術件数は、コロナ禍の中であっても、増加を続けた（図3）。

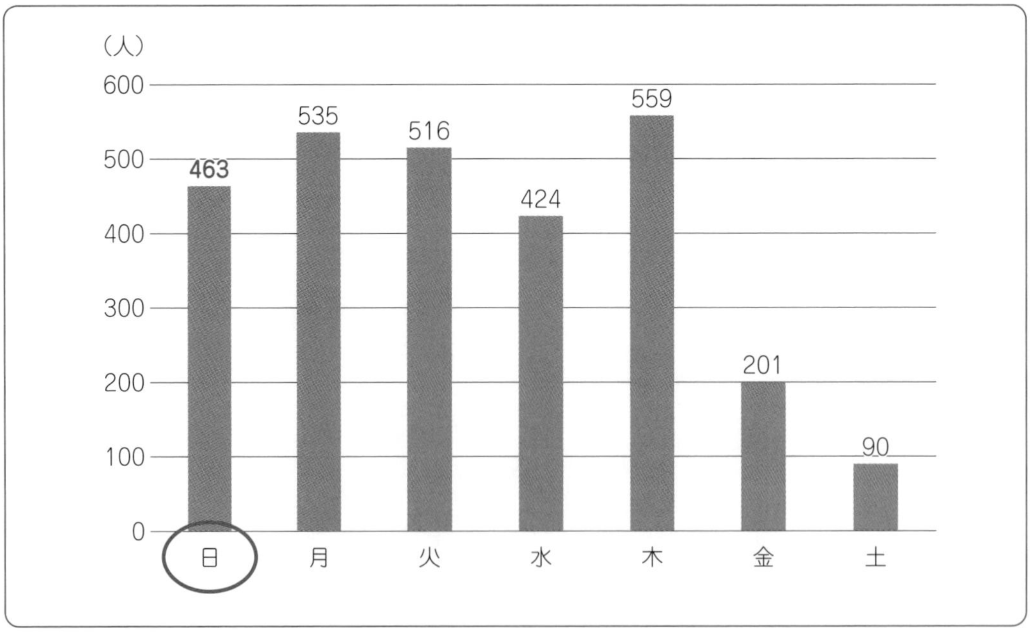

図2　入院曜日別　予定全身麻酔患者数（2022年度）

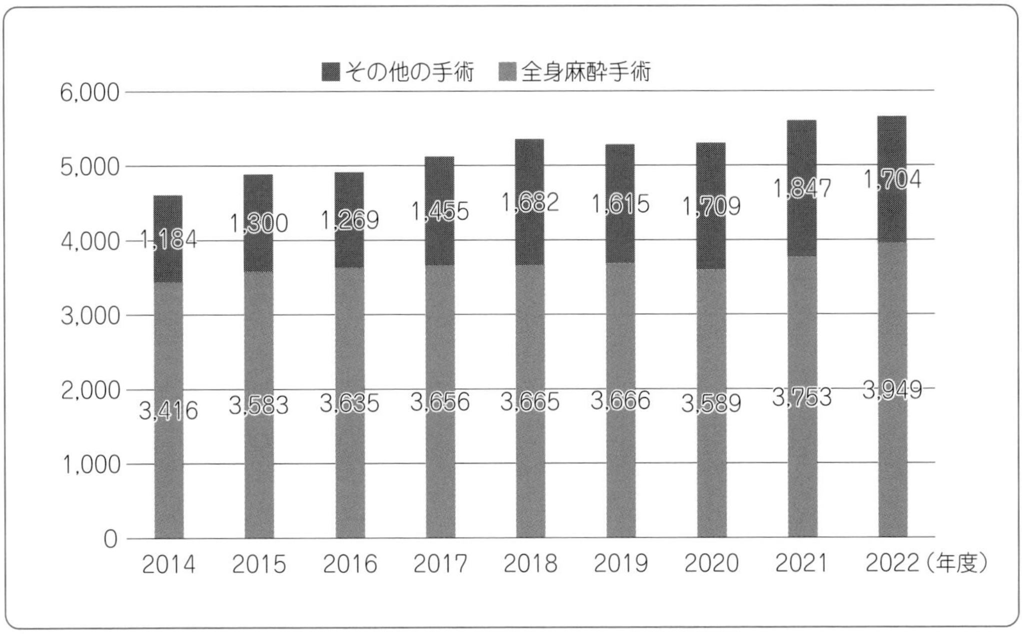

図３　手術件数の推移

③ 予約入院患者の午後入院の増加

入院してから、病歴聴取などの多くの入院時の業務をするために、予約入院患者の入院する時間が、午前中になっている病院が少なくない。しかし、予約入院患者が午前に入院してくると、退院患者がまだ退院していない場合、病床が不足してしまう。そのため、担当病棟では、前日から病床を確保しておくこともよくある。

PFMにより入院時の業務がかなり減少すると、予約入院患者を午後入院として、午前中に退院した患者の病床を使うことが無理なくできる。また、前日より、病床を確保しておく必要はない。

佐久医療センターでは、退院患者は午前中に退院していただく一方、ほとんどの予定入院患者が午後に入院してくるが、入院時の業務が少ないので、特に支障なく対応できている。また、１日の中で、昼頃が病棟の入院患者数が最も少なくなるため、その時間帯にカンファレンスを行うことが可能になっている。

④ パスの使用率の向上

PFMにおいては、可能な限り、パスを使うことが一般的である。パスは、医療や看護の標準化や可視化において非常に有用なツールである。

佐久医療センターでは、予定入院の治療や検査には、原則としてパスを使うようにしている。パスの使用により、入院前に提供する医療の内容を患者・家族にきちんと説明して、理解・納得してもらった上で、退院・転院を計画的に行うことができる。現在、佐久医療センターでは、パスの使用率が全退院患者数の70％を超えており、効率性・安全性・患者満足度の向上に寄与している。

5 看護師による退院日・転院日の決定

患者は、検査・治療が一段落して退院となるが、パスを使っている場合は、経過に問題がなければ、パスで決まっている退院予定日を確認するだけで済む。

一方、入院前に退院・転院予定日が決まっていない場合、この日程をどのように決めるかが重要である。佐久医療センターでは、退院・転院許可は医師が出すが、退院日・転院日の決定は原則として看護部の業務としている。転院に関しては、医師は診療情報提供書を記載するだけで、後は、病棟看護師と退院支援担当者が調整する。患者・家族の都合を考慮し、転院先との調整などを看護師が対応することで、医師の負担軽減にもなっている。

おわりに

病院経営が厳しくなる中で、病床の混合利用・休日の予約入院を進めるといった効率的な病床管理の重要性が増している。PFMを導入することで、より多くの入院患者を無理なく受け入れることが可能になり、それは病院経営にプラスに働くだけでなく、地域医療に貢献することにもつながる。今後ともPFMのさらなる充実に努力していきたいと考えている。

3 旭川赤十字病院の場合 医療の質向上と地域医療への貢献

牧野憲一

POINT

- 入院支援センターで必要な情報を収集し、入院当日に行う説明を事前に行うことで、①入院後のトラブルの減少、②入院当日の病棟看護師の業務の軽減、③患者の不安の軽減等の効果がある。
- 高齢者の退院後の生活を考えると、退院支援は急性期病院にとって重要な仕組みであり、入院支援センターの果たす役割は大きい。
- PFMによって転院が円滑かつ迅速に行われ、ベッドコントロールによい影響を与えているだけでなく、転院先の回復期・療養病院にも貢献しておりwin-winの関係が築けている。

PFM（Patient Flow Management）という言葉が使われ始めて約20年が経過した。PFMとは本来、患者が入院に際して医療側が行うべき必要行為を患者の入院前から退院後の動きに合わせてマネジメントする仕組みのことである。特に、入院前の支援が強調され、従来は入院後に行う説明や確認作業を入院前に行うことで入院期間の短縮、術前期間の短縮、ベッドコントロールの改善といった病床マネジメントの手法として注目された。さらに、2018年度の診療報酬改定で「退院支援加算」が「入退院支援加算」と名称変更され、入院前から退院支援に向けて取り組むような誘導が始まってからは、退院支援の第1ステップとしても注目されている。

旭川赤十字病院での導入：日曜入院の誘導

旭川赤十字病院ではPFMに早期から取り組んできたが、当初の目的は月曜日の手術患者の日曜入院を行うことで、ベッドを有効に使えると考えたからである。従来は、月曜日に手術を行う患者は金曜日に入院していた。入院当日の説明・確認事項を看護スタッフが多い平日に行うためである。そして、土日は外泊することもあった。無駄な入院期間であった。日曜日入院は在院日数の短縮につながる。そこで、2013年に入院支援センターを開設した。入院当日に行っている看護師業務を入院支援センターで行うことにより、看護師数が少ない日曜日でも看護師の負担を増やすことなく新規入院患者の受け入れができるようになった。これによって、日曜入院は2倍に増加したのである。

医療安全と医療の質向上への寄与

当初は、在院日数の短縮と病床の有効利用を目指して導入したPFMであった。対象は眼科など月曜日午前中から手術を行う診療科に限定していたが、次第に対象患者を拡げ、現在は全予定入院患者に対応している。それは、入院支援センターで必要な情報を収集し、入院当日に行う説明を事前に行うという一連の行為が、入院後のトラブルを減らす効果、入院当日の病棟看護師の業務を減らす効果、患者の不安を軽減する効果が大きいと判断したからである。

急性期病院においても入院患者の高齢化が進んでいる（図1）。「急性期入院基本料1」においても70歳以上が7割近くになっている。入院目的となる疾患以外にも疾患を抱え、複数の薬剤を服用していることは珍しくない。事前にそれらの問題を把握し、必要な介入を行うことで、医療はより安全となり、医療の質は高まったと感じている。

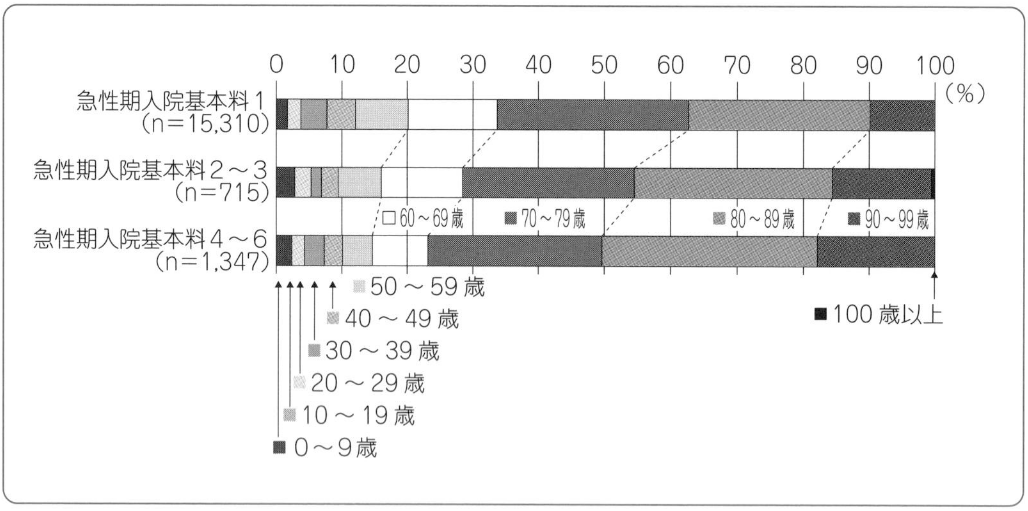

図1　急性期入院基本料ごとの年齢構成

急性期入院基本料1の病院においても70歳以上の患者が2/3を占めており、4割近くが80歳以上の高齢者となっている。急性期入院基本料2～6においてはさらに高齢者の割合が多くなっている。介護を必要とする人が急性期病棟でも多くなっている。

厚生労働省：令和5年度 第2回診療報酬調査専門組織 入院・外来医療等の調査・評価分科会資料 入－1、P9より改変
https://www.mhlw.go.jp/content/12404000/001116999.pdf

退院支援と入院支援センター

入院患者の高齢化が叫ばれているが、高齢化は単に患者の年齢が上がり、医療上のリスクが増えるということのみならず、家庭環境の変化により自宅での看護・介護力の減少を招いている。65歳以上の人がいる世帯の構成を図2に示した。昭和において標準的とされていた3世代同居の家族構成は1割にも満たなくなっている。代わりに、独居が29%、老人のみの夫婦世帯が27%と、高齢者のみの世帯が56%を占めるようになっている。これは、入院によりADLが低下した人がすぐに自宅退院することが難しくなっていることを示している。退院支援は急性期病院にとって重要な仕組みであり、入院支援センターの果たす役割も大きくなっている。

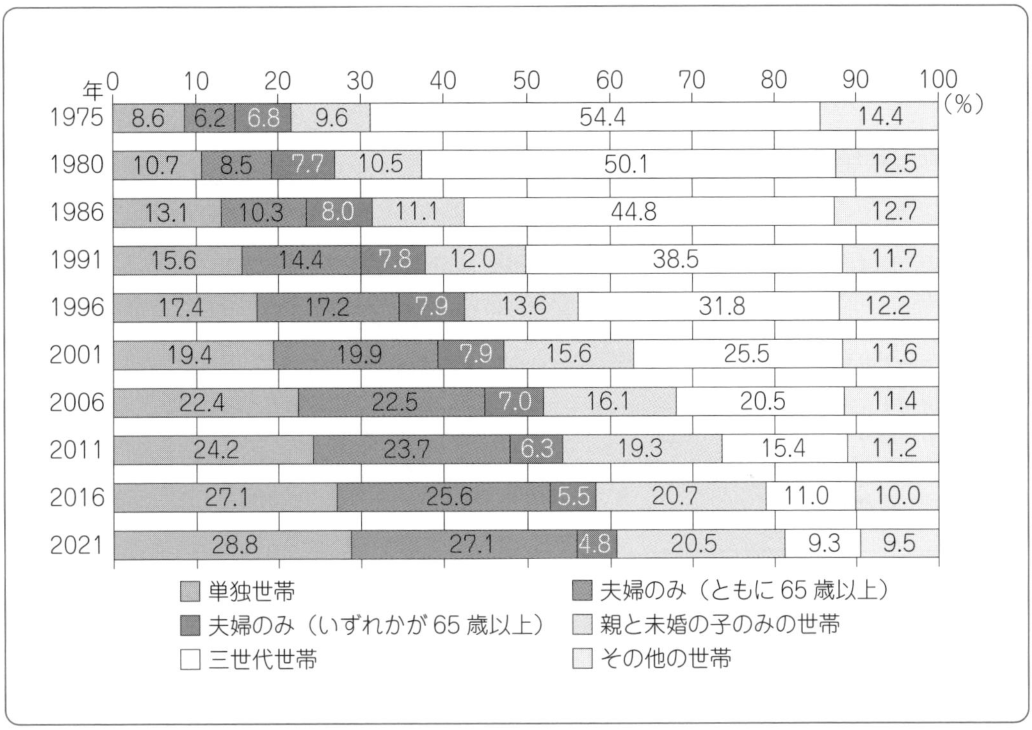

図2　65歳以上の人のいる世帯の構成

1975年において最も多かった三世代世帯は1割以下に減少している。代わりに増加しているのが高齢者のみの世帯であり、独居の人が29%、いずれかが65歳以上の夫婦のみの世帯が27%。すなわち、少なくとも65歳以上の者のいる世帯の56%が高齢者のみの世帯ということになる。

厚生労働省：国民生活基礎調査のデータを元に作成
https://www.mhlw.go.jp/toukei/list/20-21kekka.html

入院支援センターの人員配置と環境

旭川赤十字病院の入院支援センターで行っていることを表1に示した。入院支援センターには看護師7名が常駐しているが、看護師以外にも多くの職種が関与している。入院費用に不安があるなど医療費に関して事前対応が必要な場合には医事課事務職員が、退院後の自宅退院が難しく早期の退院支援が必要な場合にはMSWがただちに対応する体制となっている。また、薬剤師1名も時間を決めて業務に当たり、薬剤情報のカルテ入力や問題のある患者の対応を行っている。食物アレルギーのある患者や、入院中の食事についての問題や指導が必要な患者に対しては管理栄養士が対応を行っている。

入院支援センターではプライバシーに配慮しつつ、患者が圧迫感を感じないよう配慮し、木のぬくもりのある旭川家具を利用した特注の椅子およびテーブルを配置した（写真1）。スタッフは患者が安心して入院生活に入れるよう患者の不安を取ることにも気を配って対応している。

表1　入院支援センターで行っていること

- □ 従来、入院時に看護師が行っていた入院生活の説明
- □ 患者に関するアセスメント（栄養・褥瘡・ADL・認知機能・転倒転落など）
- □ 服用している薬剤（お薬手帳の確認）、特に抗血栓薬や女性ホルモン剤の把握と休薬指示の確認
- □ 家庭環境および退院支援に関して必要な情報取得
- □ 入院前に利用している介護サービス・福祉サービスの確認
- □ アレルギー情報・禁忌薬の把握
- □ 食事形態や特別食に関する事項
- □ 入院費用および高額療養費の事前申請手続き（経済面の相談を受ける）
- □ 特別室の利用希望

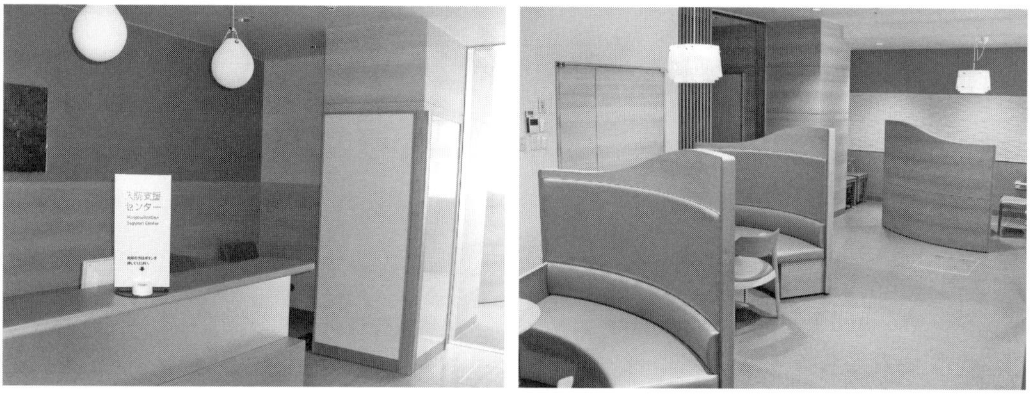

写真1　入院支援センターの様子

旭川赤十字病院入院支援センターの受付（左）と内部（右）。木のぬくもりのある旭川家具を使用している。椅子は間仕切りを兼ねており、プライバシーを守りつつ閉鎖的にならないよう配慮されている。

PFM 導入後の効果

PFM を導入後に術前に休薬すべき抗血栓薬が継続したなどのトラブルは減少したが、ゼロにはなっていない。医療安全推進室会議でなぜそのようなトラブルが起きたのか分析・議論をしているが、入院支援センターでの確認の在り方が取り上げられるなど、入院支援センターは旭川赤十字病院における医療のプロセスの中に根づいている。

PFM はベッドコントロールの手法であり、在院日数の短縮やベッド稼働の向上がアウトカムの指標となる。旭川赤十字病院の平均在院日数の推移を図３に示した。平均在院日数は 2011 年の 13.3 日から 2021 年の 10.5 日と、10 年間で 2.8 日短縮した。途中、2016 年にベッド稼働の低下のため一時的に在院日数を延ばして稼働を調整したが、その後は再度短縮に向けて舵を切っている。DPC 入院期間Ⅱ（DPC 病院での診断群毎の平均入院期間）以内の退院割合は 72%（2021 年度）となっている。

PFM は地域ぐるみで

PFM の基本は、患者情報をより早期からより正確に入手することである。これは急性期病院においてのみならず、そこからの患者を受け入れる回復期や慢性

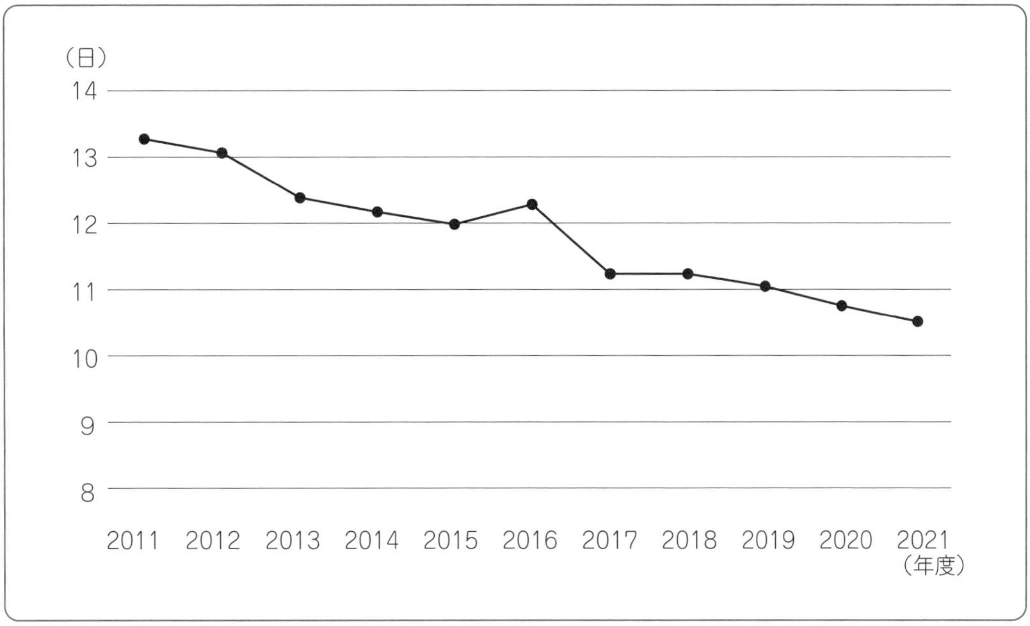

図３　**旭川赤十字病院の在院日数推移**
2011 年には 13.3 日であったが、2021 年には 10.5 日に短縮した。

期の病院においても同様である。患者を受け入れる際に、どのような患者なのか、どのような問題を抱えているのか、どのような医療・介護を提供すればよいのかといった情報がわかれば受け入れの準備を円滑に行うことができる。自宅から直接入院する場合には、外来にて事前に情報を把握するが、他の医療機関から転院してくる場合には転院前の医療機関から情報を入手することになる。ベッドコントロールを行う担当者は転院前の病院における患者の状況をより詳細に把握し、その患者にあった準備をすることで正確で効率的なベッド運用が可能となる。

旭川赤十字病院から回復期病院などへの転院患者は急激に増加している（図4）。ここ3年間はCOVID-19の影響で若干減少したが、2018年には年間1,766人（退院患者の13.5%）に達した。地域におけるベッドコントロールを円滑に行うため、旭川赤十字病院では電子カルテをインターネットを介して閲覧できるシステム（たいせつ安心i医療ネット）を用いている。必要な情報を回復期・慢性期の病院に伝えるために、転院が予測される場合には患者の了解を得てかなり早期から閲覧可能としている。これにより転院が円滑かつ迅速に行われている。これが急性期病院である当院のベッドコントロールにもよい影響を与えているのみならず、回復期・療養病院にも貢献しておりwin-winの関係を構築できているといえよう。

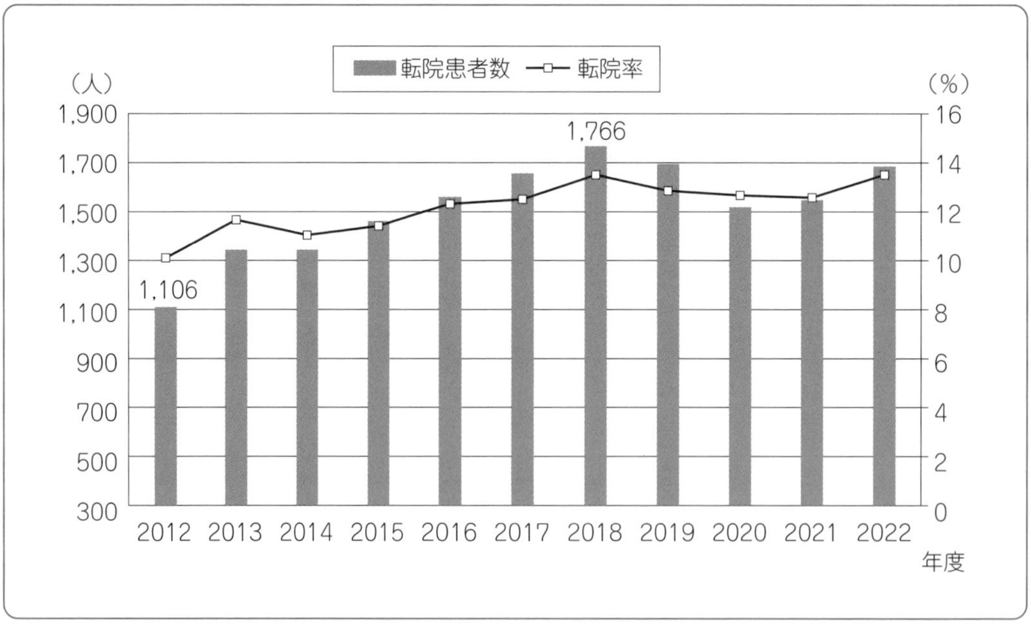

図4　旭川赤十字病院からの転院患者数および転院率

旭川赤十字病院から他の医療機関（主に回復期病院）に転院していく患者は2012年の1,106人から2018年の1,766人と60%増加した。その後はCOVID-19により入院患者数、転院患者数ともに減少したが2022年には回復してきている。

おわりに

PFMはベッドコントロールの手法として広まった。ここ数年は、診療報酬の入退院支援加算の登場で多くの医療機関が取り入れている。診療報酬をクリアすることを目的として、退院支援に結びつく部分のみが強調されているが、本来はそうではない。入院医療を安全に行い、満足度の高い質の高い医療にすることで本来の目的が達成できると考えている。多くの医療機関が取り組まれることを期待している。

Part

4

診療報酬と入退院支援

大きく変わる地域医療構想と入退院支援
―2024年度診療報酬改定の連携トピックスから―

武藤正樹

本章では、「**ポスト2025年**」を見据えながら2024年度診療報酬改定における地域連携関連のトピックスから地域医療構想の全体像を見ていきたい。トピックスは、「医療介護職の人手不足の時代の到来」、「高齢者入院パンデミックに伴う地域包括医療病床の新設と地域医療構想との関係」、「精神科地域包括ケア病床と精神科入退院支援の新設」である。まず、2024年度診療報酬改定の基本方針から見ていこう。

2024年度改定率と基本方針

2024年度診療報酬改定の改定率は、診療報酬本体がプラス0.88%、薬価等がマイナス1.00%となった。本体部分の0.88%は国費相当で800億円、薬価－1.00%はおよそマイナス1,200億円相当である。

今回の改定の基本方針は以下の4つである。

①現下の雇用情勢も踏まえた人材確保・働き方改革等の推進（重点課題）
②ポスト2025年を見据えた地域包括ケアシステムの深化・推進や医療DXを含めた医療機能の分化・強化、連携の推進
③安心・安全で質の高い医療の推進
④効率化・適正化を通じた医療保険制度の安定性・持続可能性の向上

「ポスト2025年」には医療介護職の人手不足が起こる

1 医療・介護需要の激増と、支える生産年齢人口の急減

2025年は、筆者もその一員である団塊の世代800万人が一斉に後期高齢者に突入する年である。75歳以上の高齢者は疾病罹患率と要介護度が目立って高くなり、医療・介護の需要が高まる世代といえる。一方、16歳から65歳の生産年齢人口は激減する。2025〜2040年の15年の間に1,000万人もの人口が減る。つまり、75歳以上の医療・介護需要の高い人口層が激増する一方、それを支える生産年齢人口が急減するのだ。

このため、医療介護業界ではすでに深刻な人手不足が始まっている。人手不足

の現状は有効求人倍率をみるとよくわかる。有効求人倍率とは、求職者1人に対して何件の求人があるかを表す指標だ。全国のハローワーク（公共職業安定所）に登録されているデータをもとに算出され、毎月、厚生労働省から発表されている。有効求人倍率が1を超せばその業種が人手不足であることを意味する。

特に、有効求人倍率の上昇率が高いのは、ホームヘルパーや介護職員などの介護サービス職種だ。2022年ホームヘルパーの有効求人倍率が15倍を超えて話題を呼んだ。また、ケアマネジャー、医療ソーシャルワーカーなどの社会福祉の専門的職種、看護助手や歯科助手など保健医療サービスの職種も有効求人倍率が高い。これらの職種の有効求人倍率は2013年と2021年を比較すると約2倍にも増加していて、今後、最も不足が懸念される職種だ。

2 医療・介護職をつなぎ止めるための処遇改善が最重要課題

看護師も慢性的な人材不足と言われている。長期推移で見るとこれらの職種は低下傾向にはあるが、2021年時点では有効求人倍率2倍超えと依然として高い水準が続いている。

また、理学療法士、作業療法士、言語聴覚士などの医療技術職は長期推移での動きは比較的小さいものの、有効求人倍率は常に約2.5〜3倍と高い水準で推移している。こうした傾向は生産年齢人口がさらに減少するポスト2025年以降には、その深刻さを増すことは明らかだろう。

このため、医療福祉の入職率と離職率の関係の推移をみると、2011年の入職率18%は減少し、離職率16%は増加している。2022年には入職・離職率は均衡し、現状では離職率が入職率を上回る現状となっている。このように、離職率が入職率を上回る状況が、今後、恒常化するのは目に見えている。このため、医療介護職の離職を防ぐためにも、その処遇改善は待ったなしである。こうしたことから、今回の診療報酬改定でも医療・介護職を職場につなぎ止めるための処遇改善、すなわち賃上げが最重要課題となっている。

高齢者救急をどこで診る？

今回の診療報酬改定の最大の課題は激増する「高齢者救急」への対応だ。高齢者人口の激増に伴って高齢者の救急搬送件数がうなぎ上りとなり、急性期病床はいまや高齢者であふれかえっている。

1 後期高齢者入院パンデミック

団塊世代が後期高齢者となる2025年を控えて、急性期一般病棟でも要介護高齢者の入院が増えている。現状では、急性期一般入院料1（旧7対1）では75歳

入院患者の年齢構成の推移①（急性期一般入院料）

○急性期一般入院料を算定する入院患者のうち、65 歳以上が占める割合はほぼ横ばいだが、85 歳以上が占める割合は年々増加している。
○令和 3 年では、入院患者のうち 64％を 75 歳以上が占める。

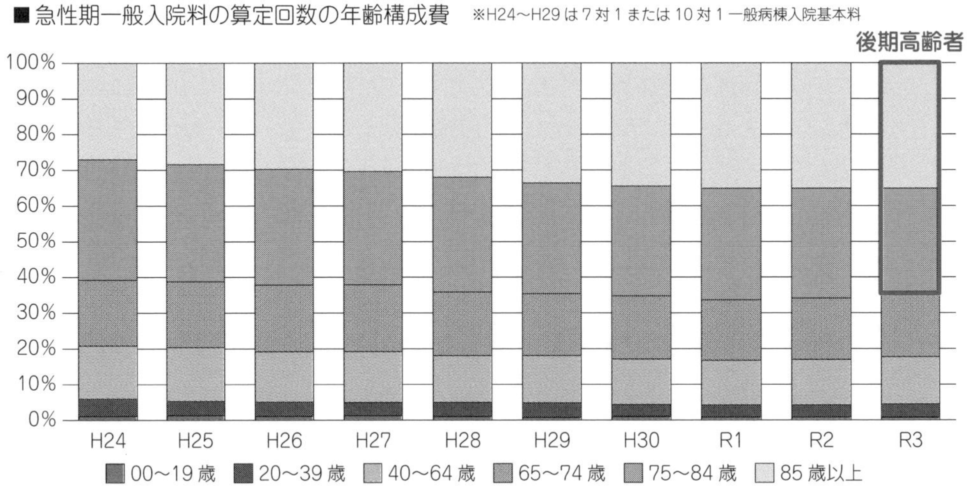

図表 1　入院患者の年齢構成の推移①（急性期一般入院料）
厚労省中医協専門組織入院・外来医療等の調査・評価分科会　2023 年 8 月 10 日

以上の後期高齢者割合が 64％となっている（図表 1）。そのうち 85 歳以上の高齢者が半数を占め、その数がじわじわと増えている。特に、2025 年以降は 85 歳以上人口が年率 1 割から 2 割の割合で突出して増えていく。具体的には 2020 年の 85 歳以上人口 600 万人が 2035 年には 1,000 万人を突破する。

それに伴って、入院する後期高齢者も増えていく。ポスト 2025 年は急性期病床の 7 割、8 割が後期高齢者で埋め尽くされる。いわゆる「**後期高齢者入院パンデミック**」が起きるのは確実だ。

このパンデミックは次の高齢者ピークである団塊ジュニアの高齢化の 2040 年までの間、およそ 15 年間にわたって続く。コロナのときの「コロナ入院パンデミック」は 3 年でおさまったが、後期高齢者入院パンデミックは 15 年も続くのだ。そして、2040 年以降は高齢者人口もようやく減少が始まりパンデミックが終息へ向かう。

2 高齢者の救急搬送が急性期病床に集まるワケ

こうしたなか高齢者の救急搬送も右肩上がりで増えている。それも軽症ないし中等症の高齢者の救急患者が急増している（図表 2）。年間の高齢者救急搬送のうち軽症患者は 120 万人、中等症患者は 160 万人と 10 年前の 1.3～1.4 倍である。その多くが急性期病床に運ばれる。救急搬送される疾患で多いのが「誤嚥性肺炎」

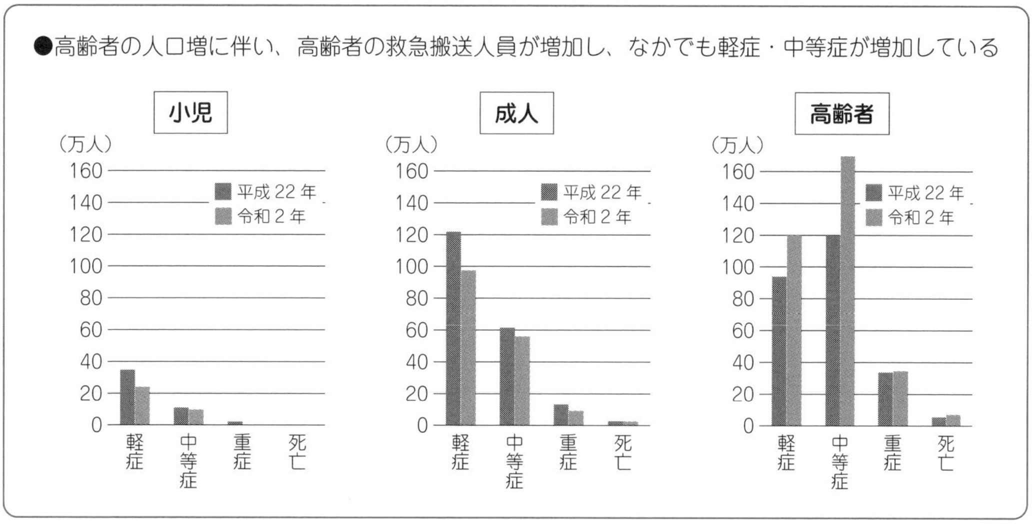

図表2　救急搬送人員の推移（10年前と現在との比較）
厚労省第8次医療計画等に関する検討会　2022年7月27日

と「尿路感染症」である。

こうした疾患が急性期病床に集中するのにはワケがある。急性期病床での「重症度、医療・看護必要度」による患者評価のせいだ。急性期病床では、患者の「重症度、医療・看護必要度」を点数化して、この割合の高い患者が一定割合以上入院していることを条件に入院基本料が支払われる。たとえば、急性期一般入院料1の要件は「重症度、医療・看護必要度」に該当する患者割合が「31％以上」である。

「重症度、医療・看護必要度」ではA項目（モニタリング及び処置等）、B項目（患者の状況等）、C項目（手術等の医学的状況）のそれぞれにスコアがついていて、これまでは重症患者の「患者の定義」を以下の基準で行っていた（図表3）。

基準①　A得点が2点以上かつB得点が3点以上
基準②　A得点が3点以上
基準③　C得点が1点以上

この基準①に、後期高齢者の救急搬送がぴったり該当する。というのも、A項目には救急搬送後の入院（5日間）、緊急に入院を必要とする状態（5日間）が2点でカウントされる。また、後期高齢者はADLに問題が多いので、B項目での点数も高い。つまり、後期高齢者の救急搬送や緊急入院は重症患者の基準①に“おあつらえ向き”なのだ。しかも救急搬送される誤嚥性肺炎や尿路感染症はおよそ5日で軽快し、医療資源投入量も急性期疾患の中では比較的低い。このため

※対象病棟の入院患者について、A 項目（必要度Ⅰの場合は、専門的な治療・処置のうち薬剤を使用する物に限る）及びＣ項目は、レセプト電算処理システム用コードを用いて評価し、直近 3ヶ月の該当患者の割合を算出。

A	モニタリング及び処置等	0 点	1 点	2 点
1	創傷処置 （① 創傷の処置（褥瘡の処置を除く）、 ② 褥瘡の処置）	なし	あり	－
2	呼吸ケア（喀痰吸引のみの場合を除く）	なし	あり	－
3	注射薬剤 3 種類以上の管理	なし	あり	－
4	シリンジポンプの管理	なし	あり	－
5	輸血や血液製剤の管理	なし	－	あり
6	専門的な治療・処置 （① 抗悪性腫瘍剤の使用（注射剤のみ）、 ② 抗悪性腫瘍剤の内服の管理、 ③ 麻薬の使用（注射剤のみ）、 ④ 麻薬の内服、貼付、坐剤の管理、 ⑤ 放射線治療、 ⑥ 免疫抑制剤の管理（注射剤のみ）、 ⑦ 昇圧剤の使用（注射剤のみ）、 ⑧ 抗不整脈剤の使用（注射剤のみ）、 ⑨ 抗血栓塞栓薬の持続点滴の使用、 ⑩ ドレナージの管理、 ⑪ 無菌治療室での治療）	なし	－	あり
7	Ⅰ：救急搬送後の入院（5 日間） Ⅱ：緊急に入院を必要とする状態 （5 日間）	なし	－	あり

C	手術等の医学的状況	0 点	1 点
15	開頭手術（13 日間）	なし	あり
16	開胸手術（12 日間）	なし	あり
17	開腹手術（7 日間）	なし	あり
18	骨の手術（11 日間）	なし	あり
19	胸腔鏡・腹腔鏡手術（5 日間）	なし	あり
20	全身麻酔・脊椎麻酔の手術（5 日間）	なし	あり
21	救命等に係る内科的治療（5 日間） （① 経皮的血管内治療、 ② 経皮的心筋焼灼術等の治療、 ③ 侵襲的な消化器治療）	なし	あり
22	別に定める検査（2 日間） （例：経皮的針生検法）	なし	あり
23	別に定める手術（6 日間） （例：眼窩内異物除去術）	なし	あり

[該当患者の基準]

対象入院料	基準
一般病棟用の重症度、医療・看護必要度	基準①　A 得点が 2 点以上かつ B 得点が 3 点以上 基準②　A 得点が 3 点以上 基準③　C 得点が 1 点以上

B	患者の状況等	患者の状態				介助の実施	
		0 点	1 点	2 点		0	1
8	寝返り	できる	何かにつかまればできる	できない	×	－	－
9	移乗	自立	一部介助	全介助	×	実施なし	実施あり
10	口腔清潔	自立	要介助	－	×	実施なし	実施あり
11	食事摂取	自立	一部介助	全介助	×	実施なし	実施あり
12	衣服の着脱	自立	一部介助	全介助	×	実施なし	実施あり
13	診療・療養上の指示が通じる	はい	いいえ	－	×	－	－
14	危険行動	ない	－	ある	×	－	－

図表 3　一般病棟用の重症度、医療 / 看護必要度Ⅰ・Ⅱの概要
厚労省 2022 年診療報酬改定の概要資料より

入院してもあまり手もかからず、お手ごろな「重症度、医療・看護必要度」の点数稼ぎとなっているといえる。

しかし、誤嚥性肺炎や尿路感染症が、本来、急性期病床で診ることがふさわしい疾患であるかどうかには疑問が生じる。急性期病床にふさわしい患者はもっと他にあるのではないだろうか？

こうしたことから、中医協の下部組織の入院外来分科会でも、この点について委員から多数の意見が出た。委員の懸念は、誤嚥性肺炎や尿路感染症の救急搬送が「重症度、医療・看護必要度」を押し上げているのではないかということだ。このため委員からは、A 項目の「救急搬送 A2 点・5 日間を見直してはどうか？」

という意見が出た。また、一般病棟用の「重症度、医療・看護必要度」の基準①の「A 得点が 2 点以上かつ B 得点が 3 点以上」の見直しの必要性を訴える意見も出た。このため、今回の改定では、「救急搬送 A2 点・5 日間」と「基準①」が削除されたのである。

高齢者救急を受け入れる新たな病床類型ができた

前述したように、急性期一般入院料 1 で誤嚥性肺炎や尿路感染症を受け入れることは本来の姿ではないだろう。一方、高齢者救急を受け入れることになっている地域包括ケア病棟は「看護配置 13 対 1」で、看護配置が急性期一般入院料の「10 対 1」よりは手薄である。このため、地域包括ケア病棟で、救急患者を積極的に受け入れるには少し無理があるかもしれない。では、どこで高齢者救急を受け入れるべきなのだろうか？

こうした観点から今回の診療報酬改定では、高齢者救急を受け入れるための新たな病床類型を新設することになった。その要件は以下の通りである。

①高齢者救急患者を受け入れる
②一定の医療資源を投入して急性期からの速やかな離脱を図る
③早期の退院に向け、リハビリ、栄養管理等を提供する
④退院に向けた支援や人生の最終段階における医療・ケアに関する適切な意思決定支援をする
⑤早期の在宅復帰や在宅医療、介護との連携等を包括的に提供する

こうした要件を満たす入院料（病棟）を新設することとなった。新しい入院料（病棟）には、看護配置 10 対 1 の「急性期一般入院料 2～6」をベースにした包括支払いが基本になる（図表 4）。その名称は「**地域包括医療病棟入院料**」（1 日につき 3,050 点）となった。

地域医療構想と地域包括医療病棟との関係

さて、2025 年には団塊の世代 800 万人が後期高齢者となる。この年を境に、日本の医療需要が大きく後期高齢者にシフトする。それに応じて医療提供体制の構造も大きく変える必要がある。また、この 2025 年は「地域医療構想」のゴールの年でもある。これからの地域医療構想について見ていこう。

1 病床の医療機能区分

地域医療構想は 2015 年の医療介護総合確保推進法により導入された。地域医

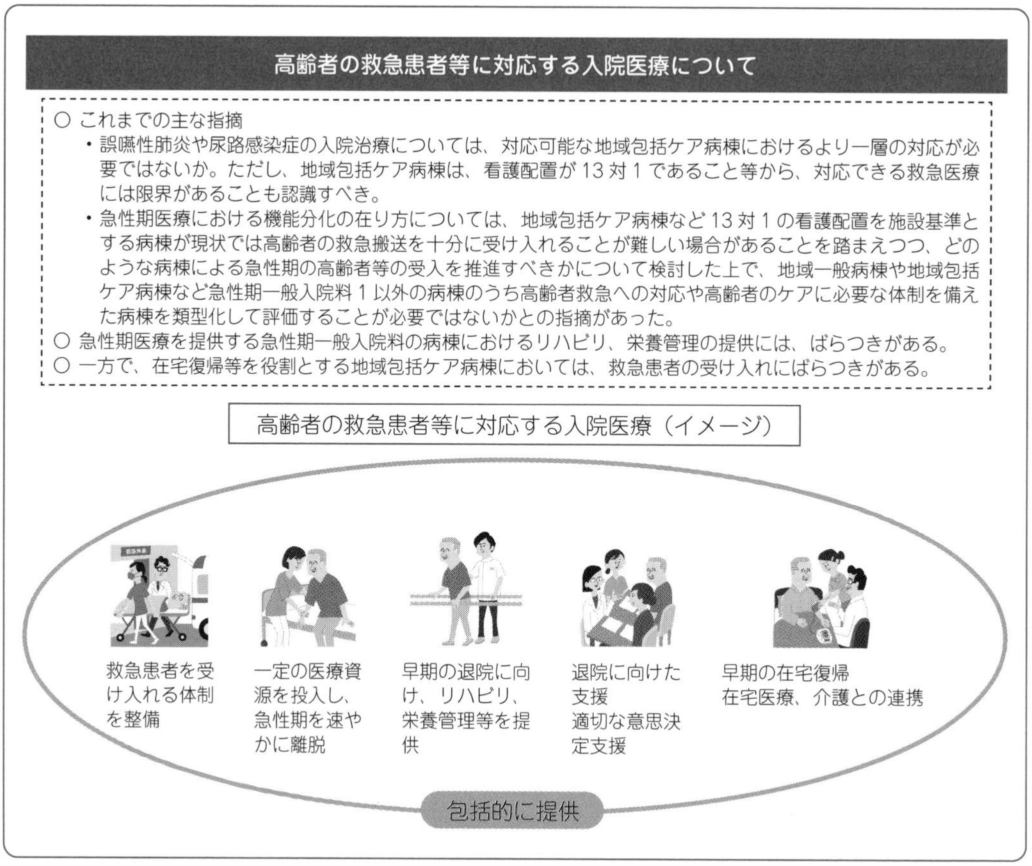

図表 4　地域包括医療病棟

厚労省中医協総会資料　2023 年 12 月 15 日

療構想では、まず病床の医療機能区分を医療資源投入量の多い順に、高度急性期、急性期、回復期、慢性期の 4 機能区分に分け、それぞれの医療機能を定義した（図表 5）。

そして、人口推計をもとに 2025 年に必要となる病床数の必要量を 4 つの機能区分ごとに推計した。2025 年の病床ビジョンと現状の病床機能報告とを比較しながら、その過不足について地域の医療関係者と協議することとした。

❷ 地域医療構想の現状の進捗状況

では、2022 年の病院機能報告を見ながら、地域医療構想の現状の進捗状況を見ていこう。

まず、2015 年の病床機能報告と 2025 年のあるべき地域医療構想の間を比較してみよう（図表 6）。

図表5　医療機能区分

医療機能の名称	医療機能の内容
高度急性期機能	●急性期の患者に対し、状態の早期安定化に向けて、診療密度が特に高い医療を提供する機能 ※高度急性期機能に該当すると考えられる病棟の例 救命救急病棟、集中治療室、ハイケアユニット、新生児集中治療室、新生児治療回復室、小児集中治療室、総合周産期集中治療室であるなど、急性期の患者に対して診療密度が特に高い医療を提供する病棟
急性期機能	●急性期の患者に対し、状態の早期安定化に向けて、医療を提供する機能
回復期機能	●急性期を経過した患者への在宅復帰に向けた医療やリハビリテーションを提供する機能 ●特に、急性期を経過した脳血管疾患や大腿骨頸部骨折等の患者に対し、ADLの向上や在宅復帰を目的としたリハビリテーションを集中的に提供する機能（回復期リハビリテーション機能）
慢性期機能	●長期にわたり療養が必要な患者を入院させる機能 ●長期にわたり療養が必要な重度の障害者（重度の意識障害者を含む）、筋ジストロフィー患者または難病患者等を入院させる機能

●回復期機能については、「リハビリテーションを提供する機能」や「回復期リハビリテーション機能」のみではなく、リハビリテーションを提供していなくても「急性期を経過した患者への在宅復帰に向けた医療」を提供している場合には、回復期機能を選択できる。
●地域包括ケア病棟については、当該病棟が主に回復期機能を提供している場合は、回復期機能を選択し、主に急性期機能を提供している場合は急性期機能を選択するなど、個々の病棟の役割や入院患者の状態に照らして、医療機能を適切に選択する。
●特定機能病院においても、病棟の機能の選択に当たっては、一律に高度急性期機能を選択するのではなく、個々の病棟の役割や入院患者の状態に照らして、医療機能を適切に選択する。

厚労省地域医療構想及び医師確保計画に関するワーキンググループ資料　2023年5月25日

1）高度急性期、急性期の過剰、回復期の過少の現状

図表6の左側の2015年度の病床機能報告と右側の2025年のあるべき地域医療構想との間の比較を見てみよう。これによると、2015年に125.1万床あった一般病床と療養病床は、2025年には119.1万床になり、全体では6.1万床の減少となる。その内訳は以下の通りである。

・高度急性期：16.9万床→13.0万床（3.9万床減）
・急性期　　：59.6万床→40.1万床（19.5万床減）
・回復期　　：13.0万床→37.5万床（24.5万床増）
・慢性期　　：35.5万床→28.4万床（7.1万床減）

こうしてみると2025年には75歳以上の高齢者の増加と生産年齢人口の減少により、若者向けの高度急性期や急性期の医療需要が減少し、高齢者向けの回復期の需要が拡大することが見て取れる。すなわち、若者のニーズのある高度急性期や急性期の病床は減少し、高齢者のリハビリ等を提供する回復期のニーズが増加

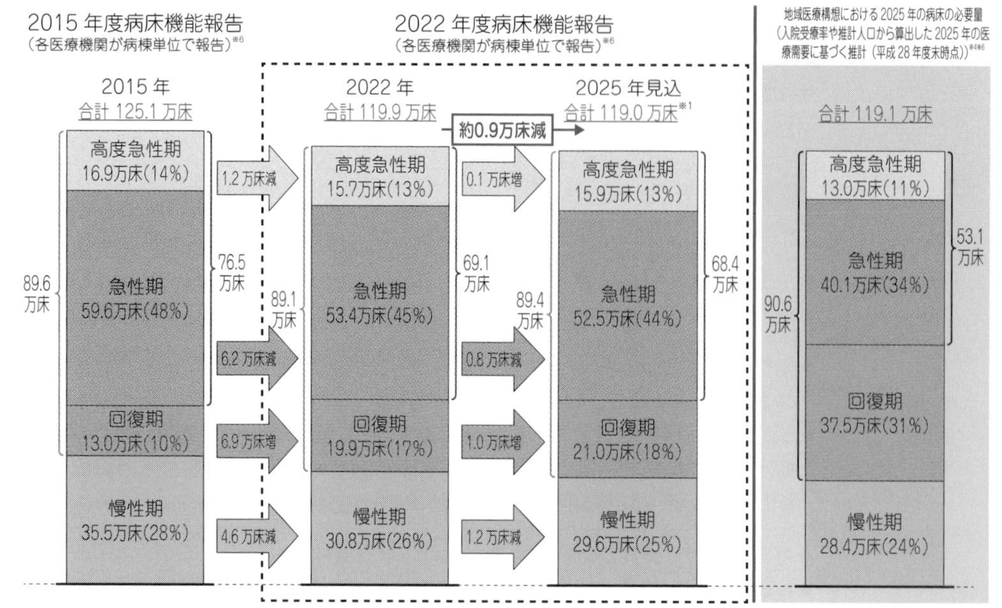

出典：2022 年度病床機能報告
※1：2022 年度病床機能報告において、「2025 年 7 月 1 日時点における病床の機能の予定」として報告された病床数
※2：対象医療機関数及び報告率が異なることから、年度間比較を行う際は留意が必要
（報告医療機関数 / 対象医療機関数（報告率）2015 年度病床機能報告：13,885/14,538（95.5%）、2022 年度病床機能報告：12,188/12,602（96.7%））
※3：端数処理をしているため、病床数の合計値が合わない場合や、機能ごとの病床数の割合を合計しても 100%にならない場合がある
※4：平成 25 年度（2013 年度）の NDB のレセプトデータ及び DPC データ、国立社会保障・人口問題研究所『日本の地域別将来推計人口（平成 25 年（2013 年）3 月中位推計）』等を用いて推計
※5：高度急性期のうち ICU 及び HCU の病床数（*）：19,065 床（参考 2021 年度病床機能報告：19,645 床）
* 救命救急入院料 1 ～ 4、特定集中治療室管理料 1 ～ 4、ハイケアユニット入院医療管理料 1・2 のいずれかの届出を行っている届出病床数
※6：病床機能報告の集計結果と将来の病床の必要量は、各構想区域の病床数を機械的に足し合わせたものであり、また、それぞれ計算方法が異なることから、単純に比較するのではなく、詳細な分析や検討を行った上で地域医療構想調整会議で協議を行うことが重要。（一部精査中）

図表 6　2022 年病床機能報告
厚労省「地域医療構想及び医師確保計画に関するワーキンググループ」2023 年 5 月 25 日

するといえる。また、慢性期については療養病床、特に介護療養病床や 25 対 1 の医療療養病床を廃止するという政策観点も含めた将来推計となっている。

こうしたことを念頭に置いて、図表 6 の中央の点線で囲んだ 2022 年における病床機能報告と 2025 年見込みを見ていこう。

2022 年の病床機能報告の現状では、全体の病床数は 119.9 万床で、右側の 2025 年見込みの 119.0 万床の目標まであと 0.9 万床に接近している。ただ、その病床機能区分の内訳を見ると、2022 年の高度急性期と急性期を合わせると 69.1 万床は、2025 年見込みでは 68.4 万床余り、0.9 万床の減少にとどまっている。

また、2022 年の回復期は 19.9 万床で、2025 年見込みは 21 万床と、1.0 万床の増でしかない。2022 年の慢性期については 30.8 万床で、2025 年見込みは 29.6 万床と 1.2 万床の減である。

このように、相変わらず高度急性期、急性期の過剰、回復期の過少の現状は解消されていない。このまま進めば2025年の人口動態とあるべき病床機能区分のギャップが温存されることになる。こうした事態が続けばどうなるだろう。

2）高度急性期、急性期の過剰、回復期の過少への対応策

では、高度急性期、急性期の過剰と、回復期の過少状態がもたらす不具合を見ていこう。

繰り返しになるが、2025年に地域医療構想の目標年を置いたのは、2025年が団塊の世代800万人のすべてが後期高齢者になる年だからだ。この年、後期高齢者の全人口に占める割合は18%になり、全人口の2割近くであるため、「**5人に1人が後期高齢者**」という時代が訪れる。すでに団塊の世代は2022年からその先頭集団が75歳以上に突入し、急速にその人口を増している。この影響は、前述したように急性期病床における後期高齢者の急速な増加となって表れている。

では、今回の診療報酬改定でできた新たな病床機能の「地域包括医療病棟」は地域医療構想ではどこに属することになるのだろうか？　高齢者の救急を受け入れるので急性期機能を一部担うことは確かである。ただ、高齢者の救急は誤嚥性肺炎や尿路感染症といった5日も治療すれば回復する疾患だ。それより重要なのは「**在宅復帰へ向けた医療やリハビリ**」を提供する「**回復期機能**」である。

このため、地域包括医療病棟は「回復期機能」に属すると考えてよいだろう。2025年、地域医療構想ではこうした回復期機能を有する病床必要量は37.5万床である。しかし、現状の見込みは20.8万床と16.7万床も不足している。

今回の地域包括医療病棟がその仲間に加わることで、急性期病床から回復期の病床への転換が起こり、この不足分を埋め合わせることが期待されている。それはひとえにこの新病床類型への転換がどれほど誕生するかにかかっている。そうした目で今回の「地域包括医療病棟」を見てほしいと考える。

精神科地域包括ケア病棟、精神科入退院支援加算が新設

今回の診療報酬の最後のトピックスは、「精神科地域包括ケア病棟」（1日につき1,535点）、「精神科入退院支援加算」（退院時1回、1,000点）の新設だ。まず我が国の精神科病床を振り返ってみよう。

我が国の精神科病床数は約30万床で、先進各国の中でも人口当たりの精神科病床数は世界一である。日本だけで世界全体の精神科病床数の2割を占めていると言われるほど、我が国は「精神科病床大国」である。また、その在院日数も270日と、先進各国の20日以下に比べて極端に長い。その理由は、日本では精神科病床の構造改革、すなわち精神科患者の地域移行が先進各国に比べて大幅に遅れを取ったからである。このような状況のなかで、2000年以来、徐々に精神

科患者の長期入院の是正と地域移行が進みつつある。

❶「精神科地域包括ケア病棟」の新設と「精神科入退院支援加算」

2024年診療報酬改定では、精神科患者の地域移行に対して2つの新設項目ができて、注目されている。それは「**精神科地域包括ケア病棟**」と「**精神科入退院支援加算**」の新設だ。

「精神科地域包括ケア病棟」は、精神疾患患者の地域移行・地域定着を推進する観点から、「多職種の重点的な配置、在宅医療の提供実績、自宅等への移行率の実績、診療内容に関するデータの提出等の施設基準を設定した病棟」として新設するとされている。

また今回、精神科入院に対して初めて「精神科入退院支援加算」が新設された。その要件は退院困難な要因を有する精神科入院患者であって、在宅での療養を希望する者に対して入退院支援を行った場合だ。同加算の具体的な施設基準としては、①入退院支援及び地域連携業務を担う部門が設置されていること、②入退院支援及び地域連携に係る業務に関する十分な経験を有する専従の看護師または専従の精神保健福祉士が配置されていることだ。

❷ 精神科患者の地域移行の3つのポイント

現在の精神科患者の地域移行については、以下の3つのポイントを押さえておくべきだろう。1つは「長期入院の実態」、2つ目は「精神障害にも対応した地域包括ケアシステムの構築」、そして3つ目は「多様な精神疾患等への対応」である。

1）長期入院の実態

まず、1つ目の長期入院の実態を見ていこう。2008年時点で、精神科病院への年間の新入院患者は37.8万人、そのうち1年以上入院を継続する患者が4.7万人（12%）いた。そしてその時点で1年以上入院の患者数は、それまでの累積を含めると20.7万人で、病床数33万床の63%を占めていた。これらの長期入院患者を地域で受け入れる基盤整備がまず必要となる。それが、次に述べる精神科疾患に対応した地域包括ケアシステムの構築だ。

2）精神障害にも対応した地域包括ケアシステムの構築

2つ目のポイントは、精神障害にも対応した地域包括ケアシステムの構築だ。

2018年からスタートした第7次医療計画では、精神障害者が地域の一員として安心して自分らしい暮らしをすることができるよう、医療、障害福祉・介護、住まい、社会参加（就労）が包括的に確保された地域包括ケアシステムの構築を目指すこととした。

こうした基盤整備のために、圏域ごとの保健・医療・福祉関係者による「協議の場」を通じて、精神科医療機関、一般医療機関、地域援助事業者、市町村などとの重層的な連携による支援体制を構築することとした。

3）多様な精神疾患等への対応

また、3つ目のポイントとして、精神疾患の多様性にも同時に目を向ける必要がある。多様な精神疾患とは、統合失調症、認知症、児童・思春期精神疾患、精神科救急、身体合併症、自殺未遂、うつ、PTSD、依存症、てんかん、高次脳機能障害、摂食障害、災害医療、医療観察など。これらに対して、都道府県拠点機能、地域連携拠点機能、地域精神科医療提供機能を階層化することとした。

こうした精神疾患の課題のポイントを押さえながら、今回の精神科地域包括ケア病棟や精神科入退院支援に対応していく必要がある。精神科患者の地域移行は一筋縄ではいかない。入り組んだ課題に1つずつ向き合いながら取り組みたいものだ。

おわりに

ポスト2025年の人口構造が大きく後期高齢者にシフトするなか、これまでの病床構造を大きく変更する必要とその方策としての診療報酬改定について見てきた。まさにこれからの日本は、国の形が変わると言っていいほどの**激変の時代**を迎える。

人口構造が変われば医療の提供体制も変わらざるを得ない。提供体制が変わることは連携の在り方も変わるということだ。こうした目で今回の診療報酬改定を見てほしい。ポスト2025年、新たな連携時代が始まると言ってよいだろう。

参考文献

1. 厚生労働省中医協専門組織入院・外来医療等の調査・評価分科会　2023年8月10日
2. 厚生労働省第8次医療計画等に関する検討会　2022年7月27日
3. 厚生労働省2022年診療報酬改定の概要資料より
4. 厚生労働省中医協総会資料　2023年12月15日
5. 厚生労働省地域医療構想及び医師確保計画に関するワーキンググループ資料　2023年5月25日
6. 厚生労働省「地域医療構想及び医師確保計画に関するワーキンググループ」2023年5月25日
7. 厚生労働省 中医協答申 2024年2月14日

索引

和文

あ

い

う・え

お

か

き

く

け

ち

て

な・に

は・ひ

欧文

そこが知《し》りたい！

入《にゅう》退《たい》院《いん》支《し》援《えん》まるわかりガイド

これからの医《い》療《りょう》のキーワード“PFM”

2024年4月27日　第1版第1刷発行

監　修　武藤《むとう》　正樹《まさき》
編　集　特定《とくてい》非《ひ》営利《えいり》活動法人《かつどうほうじん》
医《い》療《りょう》福《ふく》祉《し》連携《れんけい》士《し》の会《かい》
発行者　有賀　洋文
発行所　株式会社　照林社
〒112-0002
東京都文京区小石川2丁目3-23
電話　03-3815-4921（編集）
03-5689-7377（営業）
https://www.shorinsha.co.jp/
印刷所　共同印刷株式会社

●万一、落丁・乱丁などの不良品がございましたら、「制作部」あてにお送りください。送料小社負担にて良品とお取り替えいたします（制作部 0120-87-1174）。

検印省略（定価はカバーに表示してあります）
ISBN978-4-7965-2614-2